DE

L'ŒDÈME DU POUMON

PAR

Le Dr Raoul FOUINEAU

ANCIEN INTERNE DE L'INFIRMERIE CENTRALE DES PRISONS DE LA SEINE

LAURÉAT DE LA FACULTÉ DE MÉDECINE DE PARIS (PRIX CORVISART)

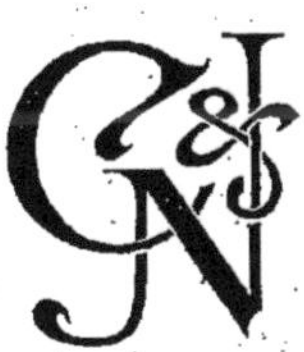

PARIS

GEORGES CARRÉ ET C. NAUD, ÉDITEURS

3, RUE RACINE, 3

1898

DE

L'ŒDÈME DU POUMON

PAR

Le Dᴿ Raoul FOUINEAU

ANCIEN INTERNE DE L'INFIRMERIE CENTRALE DES PRISONS DE LA SEINE

LAURÉAT DE LA FACULTÉ DE MÉDECINE DE PARIS (PRIX CORVISART)

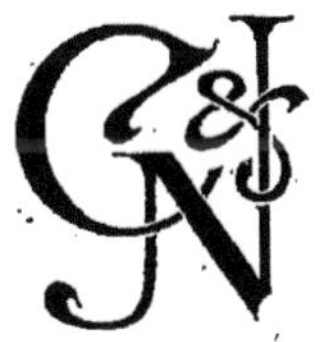

PARIS

GEORGES CARRÉ ET C. NAUD, ÉDITEURS

3, RUE RACINE, 3

1898

AVANT-PROPOS

Au commencement de l'année scolaire 1896-1897, la Faculté de médecine mettait au concours pour l'obtention du Prix Corvisart le sujet suivant : « De l'œdème du poumon ».

M. le professeur Jaccoud voulut bien nous autoriser à nous inscrire dans son service de la Pitié, suivant les conditions imposées aux concurrents

Dans un de ses derniers conseils, la Faculté nous a décerné ce prix.

Nous nous permettons d'adresser à M. le professeur Jaccoud l'expression de notre profonde reconnaissance pour l'autorisation qu'il a bien voulu nous accorder et pour toute la sympathie qu'il nous a montrée pendant l'année que nous avons passée avec lui.

M. le professeur Jaccoud veut bien aujourd'hui nous faire l'honneur de présider notre thèse inaugurale, malgré ses nombreuses occupations. Qu'il veuille bien pour cette nouvelle preuve de bonté à notre égard recevoir nos plus respectueux remerciements.

Nous avons voulu dans notre thèse poursuivre l'étude que nous avions faite de l'œdème du poumon qui, dans notre mémoire, conformément aux instructions du concours, ne contenait que l'étude clinique de cette affection, basée uniquement sur des observations prises dans un seul service.

Arrivé au terme de nos études médicales, il nous est un devoir bien agréable à remplir : c'est d'adresser à nos maîtres des hôpitaux le témoignage de la respectueuse reconnaissance que nous leur devons pour le dévouement qu'ils ont mis à nous donner par un merveilleux enseignement clinique, des bases inébranlables sur lesquelles nous nous reposerons avec sécurité pendant le cours de notre carrière médicale.

Au début de nos études, M. le Dr Mauriac voulut bien nous accepter dans son service de l'hôpital du Midi, où, grâce à lui, nous avons pu faire une étude approfondie des maladies vénériennes.

M. le Dr Mauriac nous a toujours témoigné un intérêt très grand dont nous sommes heureux de le remercier aujourd'hui.

Nous eûmes la bonne fortune d'entrer ensuite dans le service de M. le Dr Routier à l'hôpital Necker, où, sous une telle direction, il nous a été facile d'acquérir de solides notions chirurgicales.

Nos débuts dans la médecine générale eurent lieu dans le service de M. le professeur agrégé Duguet, médecin de l'hôpital Lariboisière, où nous avons pu admirer la puissance de diagnostic de ce clinicien réputé.

Pendant peu de temps seulement nous avons suivi,

à l'hôpital Bichat, le service de M. Roques remplacé par M. Bruhl.

A l'hôpital de la Pitié, nous eûmes comme chefs M. Muselier auquel succéda M. Thibierge. C'est ce maître dévoué qui nous permit de faire une étude sérieuse des maladies cutanées, grâce non seulement à ses leçons cliniques et à ses consultations spéciales, mais encore à son enseignement de tous les instants.

Après un nouveau séjour dans un service de chirurgie chez M. le Dr Schwartz, à l'hôpital Cochin, nous eûmes l'honneur d'être admis, à l'hospice des Enfants assistés, dans le service de M. le Dr Hutinel, actuellement professeur de pathologie interne à la Faculté.

L'étude de la médecine infantile si aride devient d'une bien grande facilité lorsqu'un maître tel que M. le professeur Hutinel s'emploie à l'enseigner à ses élèves au lit de ses petits malades. M. le professeur Hutinel a bien voulu continuer à s'intéresser à nous depuis notre départ de son service. Nous lui en sommes profondément reconnaissant.

M. le professeur agrégé Walther voulut bien nous autoriser à suivre la consultation de chirurgie de l'hôpital Saint-Antoine.

M. Walther joint la bienveillance et l'amabilité à la science la plus parfaite et nous le remercions bien sincèrement de nous avoir donné des preuves de son extrême bienveillance dans de nombreuses occasions.

Dans le service de M. le professeur Jaccoud, nous avons eu comme chef de clinique M. le Dr Thiroloix; nous sommes heureux de lui adresser nos plus sincères remerciements et l'expression de toute notre gratitude pour les excellents conseils qu'il n'a cessé de nous prodiguer pendant notre séjour dans ce service de clinique. M. Thiroloix a bien voulu nous considérer non seulement comme un élève, mais encore comme un ami.

Nous avons étudié l'obstétrique avec M. le professeur agrégé Bonnaire, accoucheur de l'hôpital Tenon, dans le service duquel nous avons passé de longs mois ayant toujours à apprendre avec cet excellent maître qui nous inculquait avec ferveur les principes de l' « École de la Maternité » malheureusement frappée d'un deuil récent en la personne de son chef, le regretté professeur Tarnier.

Il serait ingrat de notre part d'oublier ses dévouées auxiliaires, Mmes Vallé, Barrault et Desjean, sages-femmes du service, qui ont bien voulu nous guider, avec tout le dévouement dont on les sait capables, lors de nos débuts dans les accouchements.

Nous remercions également M. le Dr Potocki qui a été notre chef pendant les vacances, et l'interne du service, notre ami Levrey.

Enfin, depuis l'année 1896, nous sommes restés avec deux chefs dévoués, M. le Dr Barrault, médecin en chef de l'Infirmerie centrale des prisons, et son adjoint M. le Dr Alexandre, en qualité d'interne. Ce sont ces praticiens éclairés qui nous ont appris à connaître tout ce que l'on pouvait attendre d'une thérapeutique sagement conduite.

Nous avons eu la chance d'avoir ainsi une double source d'éducation clinique; en quittant l'hôpital nous allions dans ce service voir nos nombreux malades, si intéressants au double point de vue pathologique et social.

Grâce à cette pratique journalière, nous avons pu parfaire nos études et grâce aussi à l'initiative que voulaient bien nous laisser prendre, dans de nombreuses occasions, MM. les Drs Barrault et Alexandre.

Nous ne leur serons jamais assez reconnaissant de tout le dévouement et de toute la bonté qu'ils ont eus à notre égard.

CHAPITRE PREMIER

HISTORIQUE

L'histoire de l'œdème du poumon commence avec Laënnec (1819). Avant lui, aucun des auteurs ayant dogmatiquement traité des hydropisies, n'avait parlé de ce désordre anatomo-clinique. Il en a tracé de main de maître les lésions macroscopiques et les principaux signes cliniques, a reconnu sa fréquence dans les maladies du cœur et enfin lui a assigné ses origines multiples sans oublier de signaler la rareté de sa forme idiopathique et primitive. Pour lui, la plus grande partie de la sérosité est évidemment contenue dans les vésicules pulmonaires. Cette première description est complétée par Andral (1837) dans ses annotations de la 4ᵉ édition de l'auscultation médiate de Laënnec. Il dit qu'à côté de l'œdème chronique ou passif du poumon, il y a lieu de décrire un œdème aigu ou actif du poumon, caractérisé par de rapides allures comparables à celles de l'œdème de la glotte. Il distingue trois formes que la clinique doit conserver : une forme aiguë et une forme suraiguë à début brusque avec orthopnée extrême et terminaison presque foudroyante ; une troisième où l'œdème des poumons constitue une maladie vraiment chronique. Mais auparavant, en 1834, dans le tome III de sa clinique médicale, Andral avait rapporté quatre observations se rattachant à des maladies différentes : bronchite chronique, pneumonie, épanchement pleural, anévrysme du cœur. Cet auteur disait déjà qu'il s'agissait d'une sorte de mouvement fluxionnaire inconnu dans son mécanisme et sa cause prochaine, mais que l'on ne saurait confondre avec l'inflammation. Fournet, en 1839, parle simplement d'œdème pulmonaire aigu en signalant la difficulté de son diagnostic avec la congestion pulmonaire. Legendre (1846) le signale au cours de la scarlatine, dans le chapitre « de l'œdème aigu du tissu cellulaire du poumon qui succède à la scarlatine » de ses « Recherches sur quelques maladies de l'enfance », mais il se trompe en partie sur le siège anatomique de l'œdème, qu'il localise exclusivement au tissu cellulaire du poumon. Grisolle en 1865 n'avait observé aucun fait d'œdème pulmonaire aigu. Barthez et Rillet (1853) reconnaissent aussi l'existence d'une forme symptomatique aiguë ou suraiguë de l'œdème pulmonaire.

Hardy et Béhier (1855) admettent l'œdème pulmonaire suraigu pouvant donner la mort rapidement par asphyxie. Devy (1855) s'appuyant sur l'autorité d'Andral, admet également un œdème à forme aiguë et pouvant marcher avec une grande intensité. Souin de la Savinière (1873) consacre sa thèse inaugurale à l'étude de l'œdème aigu pulmonaire (*scarlatine, rougeole, émotions vives, pneumonie, bronchite, thoracentèse, chez les noyés*).

Bernheim (1877) admet la réalité clinique de cette affection. Ce dernier auteur a eu l'occasion de l'observer au cours du rhumatisme articulaire, et il insiste sur les formes foudroyantes de fluxion œdémateuse emportant les malades en quelques minutes. Lasègue (1879), dans son étude sur les bronchites albuminuriques, donne une description confuse des œdèmes pulmonaires au cours du brightisme.

En 1880, de la Harpe (de Genève) (*Revue médicale de la Suisse Romande*) parle d'une malade morte en quelques heures, chez laquelle il semblait, dit-il, qu'une écume bouillante épaisse remplissait les voies respiratoires. Après sa mort on vit sortir par les narines et la bouche une écume d'un blanc pur semblable à des œufs battus en mousse. Il cite encore l'exemple d'un malade qui eut 10 à 15 crises analogues sans y succomber et, pendant chacune de ses crises, il prenait l'aspect d'un moribond suffoqué par un liquide écumeux qui remplissait brusquement ses voies respiratoires. Lund (de Christiania, 1832) rapporte quatre faits publiés sous le titre de « Mort subite à la suite de congestion et d'œdème pulmonaires à marche rapide » relatifs à des malades que l'on trouvait morts le matin dans leur lit et chez lesquels on constatait, à l'autopsie, l'existence d'un œdème très intense des deux poumons.

Le Breton (1884) décrit parmi les accidents pulmonaires chez les rhumatisants une forme œdémateuse qui correspond à l'œdème aigu du poumon. Jaccoud,

— 13 —

dans ses cliniques de la Charité (1883-1884), signale un cas d'œdème pulmonaire foudroyant au cours de la fièvre typhoïde. — Pendant le laps de temps qui va de 1890 à 1897, nous trouvons outre les importants travaux que nous allons analyser, les observations éparses de Huchard (1890), Dieulafoy (1892), Potain (1895).

La pathogénie de cet accident a suscité de nombreux travaux. Parmi eux nous signalerons l'ouvrage de Fraentzel (1889) qui explique le développement de l'œdème brightique aigu du poumon par une rupture de l'équilibre entre l'énergie du ventricule gauche et celle du ventricule droit.

Cette interprétation parut être appuyée par les recherches expérimentales de M. Welch (*Archiv. für path. Anat. und Phys.*, t. LXXII, p. 375, 1878), entreprises sous la direction de Conheim, et desquelles il semble résulter, en effet, que la cause la plus efficace de l'œdème pulmonaire réside dans l'affaiblissement du cœur gauche. Dans la néphrite interstitielle, c'est le cœur gauche qui lutte contre l'obstacle que crée la lésion des reins à la circulation artérielle ; c'est le cœur gauche qui s'hypertrophie et finit par s'affaiblir. Sous l'influence d'une fatigue physique ou même d'une émotion morale, cet affaiblissement peut apparaître brusquement, le cœur droit conservant une énergie normale ou même exagérée. De là un trouble grave et soudain de la circulation pulmonaire, aboutissant à l'œdème congestif aigu. D'ailleurs les expériences de M. Welch n'ont pas été confirmées par celles, plus récentes, de M. Sahli (*Archiv. für experim. Path. und Pharmac.*, Bd. XIX, p. 435, 1885), lequel conclut que l'œdème pulmonaire ne se produit jamais suivant le mécanisme proposé par M. Welch.

A la suite d'injection de muscarine, Grossmann (1887-1889) a vu la pression tomber dans les artères périphériques et s'élever par contre dans les deux oreillettes et l'artère pulmonaire. Le ventricule droit se dilate, tandis que le gauche reste contracté. On se trouve en présence d'un véritable spasme du cœur, prédominant surtout au ventricule gauche. Le cours du sang se trouve alors arrêté dans le cœur gauche et la pression dans le système pulmonaire s'élève beaucoup plus par le fait de la parésie cardiaque. Grossmann invoque en sa faveur ce fait clinique : l'abaissement subit de la tension artérielle dans l'œdème pulmonaire aigu. C'est en se fondant sur ces expériences que Grossmann, admettant l'antagonisme physiologique entre l'atropine et la muscarine qui détermine promptement chez les animaux la production d'un œdème pulmonaire, a proposé de combattre cet œdème par l'atropine. Mais comme l'a montré, au nom de la clinique, M. Huchard, antagonisme physiologique n'est pas synonyme d'antagonisme thérapeutique.

M. Bouveret (*Rev. de méd.*, 1890) a, l'un des premiers, bien exposé la venue et la marche de l'œdème aigu pulmonaire brightique. Il montre son allure paroxystique, son début et sa terminaison brusques, l'intensité des phénomènes asphyxiques et surtout l'apparition rapide d'une expectoration abondante, spumeuse, rosée, contenant une grande quantité d'albumine. Ce liquide expectoré n'est autre chose que le sérum sanguin, qui exsude hors des vaisseaux pulmonaires et remplit

les alvéoles et les cavités bronchiques. L'accès paraît
être de courte durée, qu'il se termine bien ou mal. Il
n'est pas toujours possible de trouver une cause évidente au développement des accès. Cet œdème paroxystique est une complication fort grave de la néphrite
interstitielle. L'asphyxie complète est toujours imminente pendant l'accès ; elle peut être aisément provoquée par l'encombrement excessif des cavités bronchiques. Si rien n'arrête l'exsudation du sérum sanguin
hors des vaisseaux pulmonaires, si l'expectoration reste
insuffisante, ou bien encore si le cœur droit vient à
faiblir devant cet obstacle considérable à la circulation
pulmonaire, la mort est inévitable. Pour en déterminer
la pathogénie, M. Bouveret incline à penser que cette
énorme fluxion œdémateuse des deux poumons, qui
débute et cesse brusquement, procède d'un trouble
de l'innervation vaso-motrice dans le domaine de l'arbre
pulmonaire. La difficulté est d'établir le point de départ
de l'incitation morbide qui provoque la dilatation para-
lytique des vaisseaux de la petite circulation.

M. Vinay, dans *le Lyon médical,* 1896, a étudié l'œdème
aigu du poumon dans les cardiopathies de la grossesse ;
ses deux observations ont trait à des affections de la
mitrale. L'auteur, dans la pathogénie de l'œdème
suraigu pulmonaire, cause de la mort, fait jouer un rôle
plus important aux altérations du rein qu'aux troubles
mécaniques de la circulation intra-cardiaque. Il arrive à
considérer, par suite de l'absence de tout phénomène
stasique, l'albuminurie comme la condition prochaine
de l'œdème congestif observé chez ces deux malades,

tandis que les lésions valvulaires et l'hypertrophie du cœur n'ont été que des circonstances adjuvantes. L'origine toxique lui paraît même certaine, car aucune des malades ne présentait d'affaiblissement initial du cœur. Le pouls était régulier au début de la crise dyspnéique, le ventricule gauche peu hypertrophié et le myocarde nullement dégénéré. M. Vinay va même jusqu'à assimiler ces symptômes de l'œdème aigu pulmonaire à l'éclampsie et aux phénomènes convulsifs qui éclatent également chez les femmes enceintes : les uns et les autres relèvent d'une lésion identique. La variabilité dans la localisation du poison fait comprendre la différence dans la manifestation symptomatique. Chez les cardiopathes gravides atteintes d'une lésion orificielle, l'appel fluxionnaire se produit du côté du poumon, parce que c'est le lieu de moindre résistance, et que les troubles dans le domaine de l'artère pulmonaire sont incessamment sollicités par la lésion valvulaire.

M. Huchard, en avril 1897, est revenu à l'Académie de médecine sur ce sujet de prédilection, l'œdème aigu du poumon dans les *affections aortiques*. Cet auteur avait en 1879 (*Union médicale*) publié le premier exemple d'un œdème aigu du poumon, survenant par le fait d'une aortite. Depuis, M. Huchard a recueilli un grand nombre d'observations qui lui ont démontré les rapports unissant les affections aortiques et péri-aortiques avec la production de l'œdème pulmonaire aigu. Ce savant auteur en décrit trois formes cliniques : les deux premières suraiguës ou foudroyantes, et aiguës avec expectoration caractéristique, la troisième d'emblée bronchoplégique, sans expectoration. Il admet la filiation pathogénique suivante : troubles de l'innervation cardio-pulmonaire par péri-aortite, augmentation considérable de la tension vasculaire dans la petite circulation, insuffisance aiguë ou rigide du ventricule droit. Pour M. Huchard, l'affaiblissement considérable et subit du ventricule droit, et non pas celui du ventricule gauche, joue le principal rôle. Se basant sur les données de cette pathogénie, M. Huchard propose au point de vue thérapeutique de combattre le collapsus cardiaque, les troubles de l'innervation cardio-pulmonaires et sur tout l'état pyrétique des bronches et du diaphragme et de maintenir la diurèse au chiffre normal.

A la suite de la communication de M. Huchard, M. Brouardel soulève la question médico-légale de l'œdème pulmonaire.

Le cas qu'il lui a été donné assez fréquemment d'observer est le suivant : un malade se met à étouffer ; c'est le soir, et l'on fait appeler l'un des médecins du service de nuit ; celui-ci fait une piqûre de morphine au malade, suivant une règle trop commune ; mais le malade n'est pas soulagé. Une seconde, une troisième piqûre finissent par amener du calme ; mais quelques minutes ou quelques heures après, le malade succombe et la famille ne manque pas alors d'incriminer le médecin occasionnel qui a pratiqué les injections. De là enquête et autopsie médico-légale.

Or, dans ces cas, M. Brouardel a toujours trouvé, à la Morgue, de l'aortite, souvent avec dilatation, et les reins toujours plus ou moins sclérosés ; l'œdème pulmonaire est considérable.

Pour M. Dieulafoy les malades atteints d'œdème pulmonaire aigu sont des brightiques plus ou moins latents. Quelquefois l'œdème pulmonaire est le premier grand accident qui, sans la saignée, tue le malade en peu de temps. Il ne croit donc pas que l'on puisse attribuer ces accidents au cœur, ils sont sous la dépendance des lésions rénales.

Pour M. Debove l'œdème pulmonaire aigu est toujours d'origine brightique. L'œdème aigu de la thoracentèse n'a rien à faire avec le mal de Bright. D'autre part, il y a également des œdèmes pulmonaires chez des cardiaques purs, et, même chez les vieux brightiques, le cœur est toujours malade. On peut donc l'incriminer dans la pathogénie de l'œdème pulmonaire aigu.

M. Brouardel a toujours constaté, chez les sujets morts subitement d'œdème aigu du poumon, l'existence de lésions rénales et de lésions cardiaques. Mais celles-ci manquent parfois. Le froid intervient chez ces sujets prédisposés, comme facteur important.

D'ailleurs l'œdème pulmonaire peut se rencontrer dans nombre de maladies différentes, dans les inflammations des bronches et du larynx, dans les lésions rénales, les lésions associées, rénales et cardiaques.

C'est à M. Renaut (1897) que nous devons l'étude anatomo-pathologique de l'œdème congestif aigu du poumon.

Au centre d'un œdème pulmonaire banal on trouve

une masse violacée et gélatineuse tremblotante, ne ressemblant pas à l'hépatisation. Il semble que ce soit un morceau de poumon injecté avec de la gélatine violacée, parcouru par des tractus blanchâtres. Un fragment jeté dans l'eau tombe au fond, mais la sérosité ne s'en écoule que par une pression énergique ; cette sérosité ne coagule pas.

Au microscope, les capillaires sont exsangues et les cavités alvéolaires sont remplies d'amas de globules blancs ayant balayé les surfaces épithéliales alvéolaires, et parfois ayant fait éclater les parois alvéolaires. Comprimés par cette pression extrême, les vaisseaux sont vidés de sang. C'est une sorte de coup de diapédèse suraiguë remplissant le poumon aérifère et vidant le poumon sanguin. On comprend que de ce fait il se produit un choc qui, se surajoutant à l'œdème banal, peut tuer le malade en quelques instants, en quelques heures au plus. Le tout peut s'expliquer par un mouvement parti des vaso-moteurs pulmonaires, un trouble excessif de cette innervation, analogue à ce qui se passe dans une glande quand on en sectionne le nerf.

Cet auteur ne croit pas que cet œdème aigu congestif du poumon soit intimement lié au brightisme. Il y a là des phénomènes liés aux troubles d'innervation artérielle générale.

En somme l'anatomie pathologique, comme la clinique, démontre qu'il y a une forme spéciale d'œdème pulmonaire aigu. L'histologie donne bien l'explication de la gravité de cette lésion si spéciale.

Dans un mémoire, publié par *l'Écho médical du Nord*

(4 juillet 1897), M. Tonnel, après avoir réuni un grand
nombre de faits d'œdème pulmonaire aigu brightique se
résume de la façon suivante : la pathogénie des différentes formes de l'œdème pulmonaire brightique consiste en une simple inhibition vaso-motrice due à un
processus irritatif localisé ou généralisé, et attribua-
ble aux poisons qui ne sont pas éliminés hors de l'organisme — il n'y a pas une forme unique d'œdème
aigu de poumon, mais qu'il en est diverses variétés cliniques distinctes les unes des autres par leurs symptômes, en rapport direct avec la cause même qui les a
produites — il faut tenir compte du fait de la localisation bien nette de l'œdème albuminurique là où se
trouvait un processus irritatif antérieur, et plus spécialement au sommet du poumon qui est le point faible de
l'organe.

M. le professeur Dieulafoy, dans une de ses cliniques (*Bull. médical,* novembre 1897), a magistralement
étudié l'œdème brightique suraigu du poumon, basant
son étude sur un grand nombre de faits que nous rapportons dans nos observations. M. Dieulafoy résume de
la façon suivante sa conception de l'œdème brightique
pulmonaire aigu. L'œdème suraigu du poumon est une
des plus graves complications des néphrites. Il n'est
pas nécessaire, pour en expliquer la genèse, d'invoquer
des lésions de l'aorte qui le plus souvent n'existent pas.
Cet œdème brightique suraigu éclate habituellement
sans cause apparente et d'une façon soudaine, soit dans
le cours d'une néphrite aiguë, soit chez des brightiques
qui n'étaient en proie ni aux grands œdèmes, ni aux

accidents urémiques. L'expectoration abondante d'un liquide spumeux, mousseux, albumineux, de teinte rosée, est la caractéristique des œdèmes suraigus du poumon, quelle qu'en soit la cause. La dyspnée, très intense dès le début, peut devenir rapidement menaçante. L'encombrement des poumons par le liquide transsudé se traduit à l'auscultation par une pluie de râles. C'est par l'étude des autres symptômes, présents ou passés, c'est par l'analyse des urines, qu'on formulera le diagnostic pathogénique brightique de cet œdème. Les émissions sanguines et avant tout la saignée, constituent le traitement de choix et donnent des résultats parfois merveilleux. Le régime lacté doit être absolu.

L'historique de l'œdème aigu consécutif aux ponctions évacuatrices pratiquées soit sur le thorax, soit sur l'abdomen, commence à Pinault (de Châteauroux) qui, le premier, en 1853, observe à la suite d'une thoracentèse une bronchite persistante, constituée par un liquide « ressemblant à celui extrait de la plèvre », et, chose remarquable, le premier il donne l'explication théorique de ce phénomène, telle qu'elle est aujourd'hui universellement acceptée. Il rattache cet accident à l'activité qui se produit tout à coup dans la circulation pulmonaire et surtout à l'afflux considérable du sang qui fait que sa partie la plus liquide transsude à travers les membranes pour faire pleuvoir à la surface de la muqueuse bronchique des quantités quelquefois très considérables de sérosité.

Legroux en 1862, Woillez en 1863 communiquent à la Société médicale des hôpitaux des faits nouveaux d'expectoration albumineuse et proposent une autre explication, celle de la perforation traumatique du poumon.

Moutard-Martin (1877), Hérard surtout, en 1872, défendent la théorie de Pinault.

Marotte, en 1872, s'appuyant sur un cas personnel, sur un autre de Besnier, sur deux observations de Woillez, reprend la seconde.

Béhier, la même année, communique à l'Académie de médecine un cas nouveau d'expectoration albumineuse à la suite de la thoracentèse et se demande s'il n'y aurait pas eu, dans ce cas, non pas une perforation traumatique dont il rejette la possibilité, mais une perforation spontanée.

A la fin de 1872 paraît la thèse de Terrillon, dont la conclusion, franchement hostile à la perforation traumatique, oscille entre la perforation spontanée et l'œdème alvéolaire.

En 1873, la question fait un pas décisif. Une très importante discussion, provoquée par Féréol, éclate au sein de la Société médicale des hôpitaux. Ces diverses théories trouvent leurs partisans et leurs détracteurs en Féréol, Dujardin-Beaumetz, Moutard-Martin, Woillez, Besnier, Ferrand, Hérard, Denos. Cependant, la majorité des orateurs élève la voix pour défendre la théorie de la fluxion œdémateuse du poumon. Pendant cette discussion, le docteur Lande (de Bordeaux) publiait un mémoire dans lequel il se rangeait à ce dernier avis. Depuis cette époque, la théorie de Pinault et Hérard, solidement assise par ces auteurs, a été définitivement adoptée et il serait oiseux de rapporter la série très nombreuse de publications auxquelles ce sujet a donné lieu depuis cette époque.

Dans sa thèse (1876), Mercier admet que le poumon refoulé contre le médiastin ou dans la gouttière costo-vertébrale par l'épanchement généralement considérable qui a indiqué l'opération, est en outre bridé en divers sens par des néo-membranes. Quel que soit le procédé employé, comme on s'est assuré contre l'entrée de l'air, il y a vide dans la cavité pleurale, mais ce vide n'est pas un *vide virtuel*, comme celui qui est dans la plèvre à l'état de santé.

Aussi quand on soustrait un ou plusieurs litres d'un épanchement par l'opération de la thoracentèse, le poumon atélectasié, réduit à l'état fœtal par la compression de l'épanchement, bridé d'ailleurs par de fausses membranes, ne peut pas ou ne peut pas immédiatement suivre la cage thoracique dans son ampliation, il en résulte qu'à chaque inspiration, pendant un temps plus ou moins long, une cavité réellement vide se creuse entre le poumon et la plèvre, que chaque inspiration peut être considérée comme un coup de piston exerçant une véritable succion sur l'organe atélectasié.

Jangla (de Toulouse) rapporte une observation d'expectoration albumineuse survenue après ponction de l'abdomen pour ascite. Il faut donc admettre dans tous ces faits qu'à l'élément mécanique (décompression brutale, vide réel) s'ajoute un élément nerveux, et ce qui prouve bien le rôle joué par le système nerveux dans la production de cet accident, c'est l'atteinte portée au fonctionnement des trois branches du pneumogastrique. L'estomac se dilate rapidement, le cœur accélère et précipite ses battements en même temps qu'apparaît la fluxion congestive et œdémateuse du poumon (Huchard).

CHAPITRE II

DÉFINITION. — PATHOGÉNIE. — DIVISION
ÉTIOLOGIQUE

Définition. — L'œdème doit être défini : le passage
dans les espaces interorganiques du tissu, c'est-à-dire
de ceux qui unissent et séparent ses éléments diffé-
renciés et constituent les voies de sa nutrition par la
sérosité albumineuse, mais non coagulable du plasma
sanguin et des globules blancs en nombre toujours
plus ou moins considérable. Cette transsudation qui
constitue l'œdème, et la diapédèse variable dans sa
mesure qui se produit en même temps, créent dans les
différents tissus et dans les différents organes des
lésions essentiellement diverses. On peut dire que la
constitution d'un œdème, en tant que lésion matérielle,
est avant tout fonction de la forme et de la disposition
des espaces interorganiques au sein du tissu intéressé.

Une fois produit, l'œdème sollicite, à la façon de
toute cause morbigène dont l'action est matérielle, une
réaction à l'encontre de lui-même.

Dans l'étude de l'œdème du poumon, il faut donc
d'abord déterminer les conditions dans lesquelles il se

produira au sein de l'organe, quels seront les espaces
où il se développera ; bref, la place que l'œdème y
pourra prendre, puis étudier les *lésions immédiates*
traumatiques corrélatives à l'inondation séreuse ; enfin,
fixer les *aptitudes réactionnelles* des éléments constitutifs du parenchyme pulmonaire modifiés par l'œdème.

Le poumon constitué par une trame conjonctivo-
élastique serrée ne présente que peu, ainsi que l'avait
déjà vu Laënnec, de *tissu conjonctif développable ;* mais
en revanche, cette trame renferme une quantité extraordinaire de territoires vasculaires formés exclusivement par des capillaires, dont la paroi, du côté de
l'alvéole, est simplement limitée par le vernis proto-
plasmique des cellules endothéliales. Les seuls espaces
offerts à l'inondation séreuse sont donc, la cavité de
l'alvéole défendue par la ligne des plateaux, la cavité
des canaux bronchiques, les espaces développables de
l'atmosphère celluleuse des glandes bronchiques différenciées.

L'inondation séreuse produite va dès lors provoquer
des effets traumatiques, dont l'importance variera avec
les aptitudes *réactionnelles* des éléments constitutifs du
parenchyme pulmonaire traumatiquement modifiés par
l'œdème.

La loi de l'*influence* de l'œdème stasique sur la production de la sclérose du tissu dont il occupe les
espaces interorganiques établie par M. Renaut, en 1874,
se trouve amplement vérifiée par l'étude de l'œdème
pulmonaire.

Cet œdème, transitoire, tue, par oblitération du

champ de l'hématose ; permanent, il engendre des lésions sériées allant de l'œdème qui ouvre, à la sclérose qui termine la scène, en passant par la transsudation sanguine, la diapédèse, l'hémorragie intra-alvéolaire vraie, indépendante de toute oblitération sanguine, l'induration brune. Dans l'un et l'autre cas, l'œdème péri-glandulaire met en hyperfonction immédiate les glandes bronchiques différenciées.

Pathogénie. — L'œdème, comme nous venons de l'exposer, consiste dans la transsudation à travers la paroi des capillaires d'un liquide. qui n'est point le plasma entier du sang. C'est un liquide séreux, c'est-à-dire ayant une constitution analogue à celle du plasma sanguin débarrassé de ses éléments fribrinogènes. Dans tout œdème, avec ce liquide, passent des globules blancs plus ou moins nombreux. Mais, comme l'a montré M. Renaut, il y a une distinction à faire, tant à ce point de vue qu'à celui de leur signification respective entre l'œdème produit par l'augmentation soutenue de la tension intra-vasculaire (œdème stasique) et celui consécutif à un mouvement de congestion active (œdème actif). Dans les deux cas, le facteur principal est le ralentissement du cours du sang dans le territoire occupé par les capillaires. Mais dans le premier, ce ralentissement est causé par la difficulté qu'éprouvent les vaisseaux à se vider par les veines sans que l'apport par les artères ait subi d'accroissement (œdème stasique des cardiopathies). Dans le deuxième cas, au contraire, il n'y a rien de modifié du côté des veines, mais les artères leur fournissent le sang à plein débit

et sous une pression qui devient naturellement considérable à cause même de son origine artérielle (vaso-
dilatation, comme dans les expériences de Cl. Bernard
sur les nerfs de la glande sous-maxillaire).

Dans l'œdème par stase, les conditions de la diapédèse sont donc réalisées, mais celle-ci s'effectue lentement et avec ménagement. Il filtre beaucoup plus de
liquide qu'il ne sort de globules blancs. Dans l'œdème
actif ou congestif, au contraire, le territoire vasculaire
n'est plus encombré de sang veineux mais bien de sang
artériel ; les globules rouges et les globules blancs très
oxygénés arrivent en foule pour rester en place par
suite de l'insuffisance des voies d'issue. Dès lors, les
globules blancs très nombreux et saturés d'oxygène
voient s'éveiller toute leur activité pseudopodique et
émigrent en foule.

L'œdème par stase, passif, relève d'un obstacle à
l'écoulement du sang par les veines, l'œdème congestif
ou actif est exclusivement dû à la vaso-dilatation active
motrice des artérioles commandant le territoire vasculaire intéressé.

Toutefois, l'expérience de Ranvier a démontré que
si l'action nerveuse est la condition essentielle, *sine
quâ non*, pour produire l'œdème congestif, elle est aussi
une cause adjuvante à la production de l'œdème passif.
L'action nerveuse interviendra donc dans la production
de tout œdème, quelle que soit d'ailleurs sa variété.

L'œdème par stase a un mécanisme facile à comprendre, facile à réaliser expérimentalement. L'œdème
congestif actif, lié à une perturbation nerveuse, a un

déterminisme plus complexe. L'irritant qui actionnera le système vaso-moteur pulmonaire, favorisé par la péri-aortite et la péricardite de la base, est un élément toxique qui certainement joue un rôle en portant son action sur les nerfs et en mettant le système vasculaire en instance d'œdème. Cet élément toxique n'est peut-être autre chose qu'une substance vaso-dilatrice trouvée par M. le professeur Bouchard dans les urines de certains urémiques.

Cette pathogénie complexe qu'exige la réunion de tous ces éléments explique le peu de fréquence relative de l'œdème aigu pulmonaire. Pour MM. Debove et Brouardel, l'aortite joue un rôle capital dans les productions de l'œdème pulmonaire aigu, tandis que pour M. Dieulafoy le rôle est dévolu à l'altération rénale. C'est donc chez les sujets artério-scléreux, dont l'aorte est malade et le rein scléreux que l'on observera surtout l'œdème pulmonaire aigu.

Quant aux désordres anatomiques de l'œdème pulmonaire, ils ont été décrits par Isambert et Robin (carnification congestive, 1855), Rokitansky (1855), Rindfleisch à propos de l'œdème d'origine cardiaque.

Le processus intime de la cirrhose du poumon cardiaque a fait l'objet des études de MM. Cornil et Ranvier, Boy-Tessier, Renaut, Honnorat, etc. Les premiers avaient conclu à l'existence presque absolue dans le poumon cardiaque d'altération de sclérose diffuse, disséminée et caractérisée par l'épaississement de travées péri et intralobulaires, par l'épaississement des cloisons interalvéolaires allant parfois jusqu'à l'étouffement de l'alvéole, par la dilatation du système vasculaire, qui pourra être de nature éminemment variable, mécanique, toxique, toxi-infectieux, infectieux et porter son action sur un point quelconque de ce système nerveux vaso-moteur, central ou périphérique (1).

L'action sur ce système nerveux spécial est directe ou réflexe; mais même dans ces cas où il semble que l'action mécanique produise seule l'œdème aigu, en amenant une diminution notable de pression dans le poumon brusquement décomprimé, après thoracenthèse, la participation du système nerveux est encore indéniable.

---

(1). Les poumons reçoivent leur innervation par l'intermédiaire d'un vaste plexus, dit plexus pulmonaire. Ce plexus, situé non loin du pédicule pulmonaire et que l'on divise artificiellement en plexus antérieur et plexus postérieur, en considération de ses rapports avec la bifurcation trachéale, est constitué par la réunion des filets provenant du pneumogastrique et du grand sympathique ; les filets du vague se détachent du tronc nerveux au-dessous du vague et s'anastomosent, se fusionnent avec les filets sympathiques issus des trois ou quatre premiers ganglions thoraciques. Le réseau vasculaire est soumis à son influence. C'est à François Franck, *Archives de physiologie*, 1895-1896, que revient le mérite d'avoir le premier établi d'une façon irréfutable l'existence des vaso-moteurs pulmonaires, d'en avoir défini les voies nerveuses et localisé le centre médullaire. Les conclusions fondamentales de son mémoire sont :

1° La vaso-motricité du réseau sanguin pulmonaire est régie par le grand sympathique (ganglions thoraciques supérieurs) ;

2° L'irritation centrifuge des nerfs pulmonaires émanés du ganglion supérieur thoracique amène une vaso-constriction des poumons, caractérisée par une augmentation de la pression de l'artère pulmonaire, en opposition avec une dépression de l'oreillette gauche ;

3° Le sympathique cervical ne paraît pas contenir de fibres vaso-motrices pulmonaires, celles-ci passent par le ganglion thoracique supérieur et proviennent de la moelle dorsale, principalement des 2° et 3° racines.

Nous allons essayer, en suivant l'origine et le trajet des filets qui émanent de cette origine, de passer maintenant en revue les causes de l'œdème du poumon.

Œdème aigu. — Voyons d'abord les causes de l'œdème aigu pulmonaire d'origine centrale.

I. Un grand nombre de causes peuvent irriter l'origine centrale de ce système vaso-moteur. Les unes sont organiques, hémorragie dans la masse encéphalo-médullaire, lésions bactériennes, myélites diffuses comme dans l'une de nos observations ; les autres dynamiques, comme dans les cas publié récemment par Lévy, et observé dans le service de Hanot, de congestion œdémateuse aiguë chez un hystérique. On connaît bien, d'autre part, les congestions pulmonaires non œdémateuses des hystériques (Debove, Huchard). Dans ce même groupe de faits, nous rangeons les observations de Tyrrel Eyde et de H. Müller, publiées sous le nom d'œdème paroxystique du poumon, angio-neurotique. Toutefois, comme le fait observer M. Renaut, ces cas ont vraisemblablement une pathogénie plus complexe ; car les malades étaient atteints de rétrécissement mitral, et l'un d'eux avait subi la thyroïdectomie. Les cas d'œdème pulmonaire, survenus sous l'influence d'un froid intense et prolongé qui détermine le trouble vasomoteur, rentrent dans la même catégorie, que le froid intervienne directement pour influencer le système nerveux ou indirectement en provoquant des produits toxiques, comme dans la néphrite *a frigore*. Mais dans la majorité des cas d'œdème pulmonaire provoqués par le froid, celui-ci ne joue le rôle de cause déterminante que chez des individus en imminence d'œdème : aortiques, brightiques méconnus ou non saignés.

Les arthritiques, si sujets de par leur dyscrasie aux troubles nerveux et aux accidents congestifs de divers ordres, sont fréquemment atteints d'œdème aigu congestif du poumon. Cette forme d'œdème est spéciale aux arthritiques, aux goutteux héréditaires, affectés surtout de lithiase biliaire ou rénale. Cet œdème congestif est sujet à des retours. Mais, déjà, pour cette variété d'œdème, il est possible d'invoquer le rôle de l'intoxication. Les arthritiques, rhumatisants chroniques, goutteux héréditaires, diabétiques, sont en outre le plus souvent des artério-scléreux à hypertension artérielle, dont le rein tôt ou tard devient plus ou moins insuffisant, et il est impossible de méconnaître qu'ils ne deviennent à un moment donné des intoxiqués.

Les œdèmes pulmonaires du Mal de Bright ont leur place marquée dans le même ordre. Lasègue, qui a longuement étudié les accidents pulmonaires des brightiques, n'a pas séparé avec netteté l'œdème pulmonaire aigu. C'est Fraentzel qui le premier, en 1889, a signalé, à propos de l'hypertrophie brightique certains accidents dyspnéiques aigus très graves avec expectoration albumineuse très abondante. Puis sont venus les travaux de Bouveret, de Huchard, de Tonnel, de Dieulafoy, de Giraudeau, travaux dont nous avons rapporté les observations. Cet œdème brightique ressemble, comme l'a le premier montré Legendre, à l'œdème de la glotte chez les brightiques.

M. Troisier a observé l'œdème aigu pulmonaire

dans la néphrite pneumonique. Son malade eut, dans le cours de son affection, deux ou trois crises caractérisées par les mêmes symptômes ne durant que quelques jours, mais qui par leur brusque apparition et leur intensité même, firent craindre une mort imminente.

C'est aussi à des troubles vaso-moteurs d'origine centrale par le mécanisme de l'intoxication, qu'il faut attribuer les œdèmes aigus pulmonaires des maladies toxi-infectieuses. Au cours du rhumatisme articulaire aigu, il n'est pas rare d'observer des fluxions œdémateuses pulmonaires (Ball, Fernet, Besnier, Picot et d'Espine, Leroux, Bernheim, Le Breton). L'œdème aigu survient le plus souvent au cours de la polyarthrite rhumatismale ; mais il peut être aussi l'unique manifestation d'un rhumatisme latent.

M. le professeur Jaccoud a signalé dans ces cliniques de la Charité un cas d'œdème pulmonaire aigu survenu au cours d'une fièvre typhoïde ; nous en rapportons un exemple remarquable. La rougeole, la grippe, la bronchite diffuse, peuvent engendrer la même complication.

Dans la scarlatine, l'œdème du poumon est en rapport ou avec la toxi-infection générale ou la néphrite. Dans la pneumonie, l'œdème aigu est fréquemment associé à l'hépatisation, il peut survenir à titre de phénomène critique.

Un certain nombre d'intoxications exogènes déterminent des poussées de congestion œdémateuse du côté des poumons. Les individus en proie à une crise d'alcoolisme aigu et ayant subi passagèrement ou pendant assez longtemps l'action de froid, peuvent mourir brusquement par le fait d'un œdème pulmonaire, brusquement généralisé. L'intoxication par le venin des serpents détermine des accidents pulmonaires analogues, des congestions œdémateuses très intenses du poumon.

L'intoxication iodique expérimentale, injection intra-veineuse d'une solution iodo-iodurée, cause la mort des chiens par le mécanisme d'un œdème considérable du poumon. Huchard a vu un œdème pulmonaire survenir dans un cas d'anévrysme de l'aorte à la suite de l'administration de deux grammes d'iodure de potassium. L'emploi de l'iodoforme en chirurgie a aussi déterminé quelquefois des accidents semblables chez les brightiques, l'emploi de la pilocarpine peut causer des accidents graves, au cours desquels se trouve l'œdème du poumon (Jaccoud).

Nous en rapprocherons un autre poison, qui constamment chez les animaux produit de l'œdème aigu congestif du poumon, la muscarine. Grossmann attribue l'œdème survenant dans ces conditions à un spasme du ventricule gauche, le ventricule droit continuant à pousser du sang dans la circulation pulmonaire (rupture d'équilibre entre les deux cœurs, Welch, Fraentzel, Grossmann. MM. Delamare et Descazals (*Gazette des Hôpitaux*, 12 juin 1897) ont montré que la congestion et l'œdème pulmonaires pouvaient être des accidents qui se rencontrent surtout dans les injections salines intra-veineuses et en constituaient une sérieuse contre-indication. L'élimination pulmonaire est activée, les crachats entraînent probablement eux aussi quelques toxines. La dyspnée disparaît. Le rythme respiratoire se régularise.

M. Pozzi (*Académie de médecine*, 30 juin 1896) de son côté, a montré qu'on peut reprocher aux injections intra-veineuses d'avoir produit, dans quelques cas d'anémie absolue, un œdème aigu du poumon par augmentation brusque de la pression sanguine.

II. — L'œdème pulmonaire aigu est dû à une irritation périphérique du système nerveux vaso-moteur pulmonaire.

Dans les affections de l'aorte, — M. Huchard a fait sienne l'histoire de l'œdème aigu du poumon au cours des affections aortiques. Dans son mémoire fondamental de 1890, il en rapporte huit observations ; depuis, et notamment dans une discussion à l'Académie de médecine (1897), il s'est efforcé d'attirer de nouveau l'attention sur ce symptôme et, à nouveau, il a tenu à exprimer ses idées sur la pathogénie qui doit lui être attribuée.

Sept de ses observations se rapportent à des individus atteints d'aortite aiguë, subaiguë ou chronique, compliquée ou non d'angine de poitrine. La huitième concerne une femme affectée de rétrécissement aortique.

Presque toutes ces observations se ressemblent ; il s'agit d'individus âgés qui, au cours d'une aortite avérée ou latente, brusquement, sans phénomènes précurseurs appréciables, sont pris tout à coup d'une dyspnée très vive se traduisant, à l'auscultation par une pluie de râles sous-crépitants fins, à la percussion par une sonorité exagérée de la poitrine, enfin caractérisée objectivement par une expectoration abondante, contenant de fortes quantités d'albumine.

Il est deux observations qui méritent surtout d'être signalées, en ce sens que l'attaque d'œdème pulmonaire aigu vient se compliquer sur la fin d'une véritable crise d'asystolie aiguë.

Chez ces deux malades, les membres inférieurs s'œdématièrent rapidement ; chez l'un d'eux même, l'œdème remonta jusqu'à la région lombaire et, fait important, chez ce même malade, en même temps que l'apparition de l'œdème survinrent des modifications du côté de la tension artérielle, le pouls devint faible, presque imperceptible à gauche, la tension artérielle avait subi un abaissement considérable.

Tels sont les faits. Il s'agit maintenant de les interpréter et, autant que possible, d'en donner une pathogénie rationnelle.

Faut-il, à l'exemple de Fraentzel, imputer la production de l'œdème aigu du poumon à une rupture momentanée de l'équilibre entre le ventricule droit et le ventricule gauche, ou bien invoquer un trouble subit dans l'innervation vaso-motrice du système artériel du poumon, trouble agissant par action réflexe et dû lui-même à un retentissement par propagation de l'aorte enflammée sur les plexus nerveux cardio-pulmonaires ?

La première théorie, appuyée par les faits expérimentaux de Welsch (de New-York), explique ainsi la production des accidents. Le cœur, luttant contre un obstacle, s'hypertrophie ; mais cette hypertrophie, qui compense pendant un temps plus ou moins long l'obstacle apporté au cours du sang, peut, sous une influence quelconque, morale ou physique, se trouver en défaut, d'où rupture de l'équilibre entre les deux ventricules. La contraction ventriculaire gauche est affaiblie dans son rythme et son intensité. La contraction ventriculaire droite, au contraire, reste normale, conserve son énergie habituelle, d'où naturellement rupture d'équilibre entre les deux ventricules, excès de tension rapide dans le système de l'artère pulmonaire, dilatation des plus fins ramuscules de l'arbre artériel et, lorsque cette dilatation a atteint son maximum, transsudation du sérum sanguin dans l'alvéole et les conduits alvéolaires, d'où hydropisie aiguë du poumon ; puis, au bout d'un certain temps, lorsque le système artériel alvéolaire s'est pour ainsi dire dégorgé, le cœur gauche se ressaisit et, par un redoublement d'activité, parvient à rétablir l'équilibre.

La deuxième théorie est fort simple. Les altérations inflammatoires de l'aorte, voire même les altérations du péricarde à la base du cœur, se propagent par continuité aux plexus nerveux qui entourent ces organes et excitent de cette façon le pneumogastrique. L'excitation du nerf vague se transmet au bulbe par ses fibres centripètes, du bulbe à son tour elle se réfléchit sur le grand sympathique et amène, par son intermédiaire, une vaso-dilatation considérable du réseau artériel pulmonaire, d'où bientôt excès de tension dans le domaine de ce vaisseau et transsudation séreuse.

Nous pensons que, dans la plupart des cas, la théorie nerveuse rend suffisamment compte des phénomènes observés, puisque, pendant l'attaque, si on a le soin d'étudier ce qui se passe au niveau de l'organe central de la circulation, on n'observe généralement aucun phénomène anormal. Le cœur est bien un peu agité, le pouls est fort et vibrant, mais pas d'altération de rythme. L'œdème des membres inférieurs s'explique par la production d'une véritable attaque d'asystolie aiguë compliquant les accidents du côté du poumon, les modifications qui surviennent dans l'état du cœur et du pouls rendent cette hypothèse certaine (Morély).

III. — L'irritation nerveuse périphérique intra-pulmonaire explique la pathogénie des poussées aiguës d'œdème pulmonaire, des désordres organiques pulmonaires. Celles qui surviennent comme complication d'une thoracentèse comportent un double élément mécanique et nerveux. Pour expliquer l'œdème aigu pulmonaire qui suit la thoracentèse, on a invoqué (Mercier), la perforation du poumon par le trocart, la résorption du liquide restant de la thoracentèse, la perforation spontanée, la transsudation du liquide séro-albumineux à travers les parois alvéolaires, par le fait d'une congestion pulmonaire rapide. Il en est de même dans les obstacles à la pénétration de l'air dans le poumon (corps étrangers, sténoses), le malade continuant à faire de violents efforts d'inspiration. La ponction d'une ascite abondante est, elle aussi, capable d'amener l'œdème aigu pulmonaire.

La première et la deuxième théorie ne peuvent être invoquées, la première, pour les raisons suivantes : c'est que l'expectoration albumineuse ne survient après la thoracentèse que dans les cas où l'épanchement est très abondant. Or, dans ces cas, le poumon est très éloigné de la paroi thoracique, réduit à un volume très petit, et, par conséquent, il est impossible que le trocart le puisse atteindre ; d'autre part, il y a absence de sang dans l'expectoration et le liquide obtenu par la thoracentèse ; enfin, l'absence des signes d'auscultation qui ne manqueraient pas d'accuser un hydro-pneumo-thorax dans les cas où le poumon aurait été lésé.

La deuxième théorie ne vaut guère mieux. Après la thoracentèse, s'il reste du liquide dans la plèvre, il ne peut être résorbé tout d'un coup. La plèvre enflammée, tapissée de fausses membranes, absorbe peu et lentement. D'autre part, en admettant que la plèvre puisse se charger de cette résorption, ce n'est sûrement pas dans l'alvéole que le liquide irait se loger, mais bien dans la grande circulation, en vertu de cette loi physiologique qui veut que tout liquide absorbé par un tissu passe dans le courant circulatoire.

L'hypothèse de la perforation spontanée du poumon a pu être admise par quelques auteurs ; mais alors, comment se fait-il que la perforation spontanée, qui ne se produit pas quand un volumineux épanchement distend la cavité pleurale et exerce une pression continue sur le poumon lui-même, puisse se manifester alors qu'il n'y a moins de liquide dans la plèvre et conséquemment moins de pression ? Mais la plus grave objection qu'on puisse lui faire, c'est l'absence de pneumothorax, et cette seule objection suffirait à faire rejeter cette théorie.

Il n'en est pas de même pour la quatrième, admise

aujourd'hui par tous les auteurs. Quand le poumon a été largement comprimé par un épanchement, au moment où, par suite de l'expulsion du liquide, il reprend ses dimensions normales, il se fait dans cet organe une sorte de poussée séreuse ou séro-sanguine, qui peut donner naissance à une certaine quantité de sérosité ; c'est cette sérosité qui est expulsée par les bronches (Hérard). Rien de plus simple que ce fait. Comme le dit encore Moutard-Martin, quand une jambe a été longtemps comprimée dans un appareil à fracture, elle s'œdématie quand on retire l'appareil, parce que la tonicité des tissus a disparu et que la compression a paralysé les capillaires. Le rôle du pneumogastrique est prouvé par les troubles qui surviennent dans son triple département.

IV. — Les expériences de Grossmann sur l'action de la muscarine s'appliquent à ces cas où l'œdème aigu pulmonaire se montre consécutivement à l'affaiblissement subit du ventricule gauche (artérite et oblitération coronarienne, myocardite chronique, retrécissement mitral). L'action du système nerveux n'intervient, ici, que comme un facteur secondaire ; l'effondrement du ventricule gauche avec persistance de l'énergie du ventricule droit est le phénomène dominant qui conduit l'évolution des accidents.

Œdème subaigu. — Entre l'œdème congestif aigu et l'œdème chronique passif, il existe des formes intermédiaires que l'on peut grouper, en considérant leur marche et leur durée, sous le nom d'œdème pulmonaire subaigu. Ces formes relèvent d'une pathogénie double, des causes de l'œdème aigu et des causes de l'œdème chronique. L'œdème subaigu s'observe chez les cardiaques mitraux, les arthritiques, les brightiques, les myocarditiques, les cachectiques, dans les pyréxies à durée prolongée (fièvre typhoïde, variole) ; on trouve toujours dans ces affections associés à l'intoxication, l'asthénie cardiaque, le décubitus, qui produisent la congestion dite hypostatique, laquelle est presque toujours suivie d'œdème alvéolaire. Cet œdème évolue avec une certaine lenteur, et lorsque le malade ne succombe pas, il disparaît sans laisser de traces, contrairement à l'œdème chronique proprement dit, qui aboutit à la sclérose et à l'induration brune du poumon. (Œdème transsudatif, œdème diapédétique, œdème hématique, et enfin sclérose du poumon).

Œdème chronique. — L'œdème chronique se montre dans les maladies du cœur, primitives ou secondaires, valvulaires ou non valvulaires, une fois la compensation rompue ; mais ce sont les retrécissements des deux orifices du cœur gauche qui réalisent surtout le type de l'œdème chronique du poumon avec ses différentes étapes anatomo-pathologiques. Nous croyons inutile d'insister à nouveau sur la marche de ce processus anatomique qui se trouve longuement exposé dans le chapitre : anatomie pathologique.

CHAPITRE III

EXPOSÉ ANATOMO-CLINIQUE

Anatomie pathologique. — L'œdème pulmonaire, aigu ou chronique a admirablement été étudié par M. Renaut et son élève Honnorat. Nous ne pouvons mieux faire que leur emprunter leur admirable description. Les trois faits que nous avons étudiés personnellement à ce point de vue n'ont pu que la confirmer.

Œdème pulmonaire aigu. — Lorsqu'on ouvre le thorax d'un individu ayant succombé aux atteintes d'un œdème pulmonaire aigu, on voit que les poumons ne s'affaissent pas comme à l'état normal, ils sont volumineux, turgides et les côtes ont sur eux gravé leur empreinte qui se dessine sous forme de dépressions transversales. La plèvre viscérale est lisse, humide, douce au toucher, séparée parfois du poumon par une bande volumineuse d'œdème jaunâtre. Les bords antérieurs de l'organe, distendus par l'emphysème recouvrent la face antérieure du péricarde dans une étendue plus considérable qu'à l'état normal. Pressé entre les doigts, le parenchyme crépite doucement et la trace des doigts demeure inscrite à sa surface. Aux bases, il est fréquent de constater les traces d'une congestion véritable ; le parenchyme est là dur, splénisé. Si l'on pratique une section de cet organe, on constate que la surface de section laisse échapper un véritable flot de liquide séreux, en tout semblable à celui expectoré.

Un morceau de ce poumon jeté dans l'eau ne plonge pas au fond, mais reste à la surface où nage entre deux eaux. L'œdème est inter-alvéolaire, mais surtout intra-alvéolaire, intra-bronchique.

Au milieu des lésions de l'œdème pulmonaire vulgaire, on trouve que le parenchyme pulmonaire a pris la consistance exacte d'une gelée légèrement violette, parcourue par des tractus blanchâtres réticulés, répondant au parenchyme pulmonaire devenu exsangue par contre-pression. Le tissu est entièrement privé d'air : tous les fragments tombent au fond de l'eau comme des balles. Serré entre les doigts, le tissu du poumon exprime un liquide rose violacé, sans aucun mélange d'air, albumineux et ne renfermant point de fibrinogène, puisqu'il n'est pas spontanément coagulable. Sur sa marge, la lésion se dégrade progressivement, de façon à passer par degrés de l'état d'*œdème compact*, à celui d'œdème pulmonaire vulgaire. Sous la plèvre, les lobules ont l'apparence qu'ils prennent dans le poumon d'enfant hydrotomisé. Cet œdème compact obstrue absolument les alvéoles : développé subitement, à la façon d'une lésion d'origine nerveuse, il peut être le point de départ de la généralisation du mouvement œdémateux, dans la totalité du poumon, sous une forme plus atténuée et reproduisant le type vulgaire. C'est là l'œdème aigu congestif du poumon, forme morbide suffisamment établie et dégagée des autres formes d'œdème pulmonaire (Renaut).

Si l'on considère une coupe d'un pareil œdème faite au voisinage de la plèvre, on constate de prime abord toute l'étendue du traumatisme exercé sur le poumon par la sorte d'inondation séreuse qui s'est produite sous l'empire du véritable coup de congestion dont la partie intéressée du poumon a été le théâtre. Non seulement les alvéoles sont remplis et distendus sous pression par un liquide albumineux, dépourvu absolument de fibrine à la façon du liquide de l'anasarque et renfermant une innombrable quantité de globules blancs, presque sans mélange de globules rouges ; mais encore sur une grande quantité de points les cloisons interalvéolaires ont cédé. Elles se sont rompues net, ordinairement en leur milieu. On voit ainsi de larges espaces, au centre desquels viennent converger des pointes répondant aux cloisons alvéolaires rompues.

L'endothélium des alvéoles a partout disparu ; il a été enlevé par l'irruption subite du liquide et probablement expulsé par la voie des bronchioles, car on n'en retrouve point de traces. Çà et là cependant, on voit parmi les globules blancs, serrés les uns contre les autres, qui injectent pour ainsi dire les cavités alvéolaires, de grosses cellules indifférentes, sphériques, granuleuses, pour la plupart renfermant des grains de pigment noir ; elles répondent aux quelques cellules endothéliales de la surface respiratoire détachées et revenues à l'état indifférent. Dans les limites de la lésion, pas une bulle d'air ne se montre au sein de l'exsudat : phénomène remarquable et qui montre bien l'imperméabilité subite qui survient à la suite de l'inondation du parenchyme pulmonaire par le liquide de l'œdème.

Du côté des parois alvéolaires, il existe aussi une autre lésion en dehors des ruptures. Les capillaires alvéolaires ne se distinguent plus ; ils sont aplatis par contre-pression et absolument vides de sang. Cet état exsangue est poussé à un tel degré que là où les cloisons inter-alvéolaires sont rompues, il ne s'est point fait d'écoulement sanguin dans l'exsudat.

Inversement, les grosses veines pulmonaires et bronchiques sont gorgées de globules rouges. Çà et là, une veinule du système fonctionnel a éclaté, distendant de sang pur une alvéole, toujours au voisinage de la périphérie du lobule composé.

Enfin, sous la plèvre et dans les intervalles latéraux des lobules sous-pleuraux, les espaces lymphatiques inter-lobulaires, entièrement effacés à l'état normal, se sont développés et ont reparu à peu près tels qu'ils étaient chez le nouveau-né, ou plutôt tels qu'on les met en évidence dans le poumon du bœuf par une injection interstitielle de gélatine. Ce sont de larges bandes, étranglées çà et là sur leur parcours, et au sein desquelles on distingue les veines pulmonaires collectrices périlobulaires injectées par les globules rouges. Ces bandes sont remplies par un exsudat œdémateux absolument semblable à celui qui distend les alvéoles, et renfermant des globules blancs nombreux jusqu'à se toucher.

Ainsi donc, l'œdème congestif, c'est-à-dire l'œdème développé dans le poumon suivant son mode actif consiste dans une énorme poussée de transsudation et de diapédèse. Cette transsudation reste absolument élective, puisque le liquide de l'exsudat ne renferme pas plus de fibrine que celui de l'anasarque. Rien ne résiste à cette poussée : l'endothélium alvéolaire est enlevé, la circulation fonctionnelle est arrêtée net par contre-pression, comme il arrive de celle de la peau dans le centre anémique d'une plaque d'urticaire ; les cavités aériennes sont envahies jusqu'à se rompre sur une multitude de points par les éléments de la lymphe mélangés à la sérosité. En même temps les voies lymphatiques, même les plus effacées s'ouvrent largement, sans pouvoir suffire à l'élimination du liquide exsudé qui injecte et solidifie le poumon plus efficacement que ne le ferait même une injection interstitielle de gélatine.

Tel est l'œdème aigu congestif. On voit qu'il détermine dans le poumon des lésions traumatiques d'une importance et d'une valeur mécanique considérables. On conçoit aisément que de telles lésions soient irréparables et que la mort suive à brève échéance toutes les fois que le processus s'est étendu à une portion notable du parenchyme pulmonaire.

Mais l'œdème aigu congestif peut être heureusement considéré sous sa forme généralisée comme une véritable exception. Au point de vue anatomo-pathologique pur, son étude nous montre dans leur maximum d'intensité quels sont les effets mécaniques de l'inonda-

tion séreuse. En réalité cette poussée congestive, qui
hydrotomise pour ainsi dire toutes les parties développables du poumon, est capable de mettre en évidence
les espaces lymphatiques interlobulaires chez l'homme
adulte, mais est absolument incapable de développer
aucun espace interorganique au sein des cloisons inter-
alvéolaires. Ce qui tiendra ici lieu des espaces interorganiques qui manquent, ce sont donc les cavités
alvéolaires. Ceci nous indique que tout le processus de
l'œdème, quel qu'en soit le mode, *va se passer dans
l'intérieur de l'alvéole*. Dans tout œdème donc, ce sera
la lésion intra-alvéolaire qui deviendra le point de départ et comme le *primum movens* de toutes les lésions
réactionnelles dont les parois alvéolaires, leurs éléments
connectifs et enfin leurs vaisseaux deviendront le
siège, une fois que les lésions de l'œdème se seront
produites.

Œdème chronique. — Dans l'œdème aigu congestif, le processus œdémateux est élevé d'emblée à son
maximum d'intensité et de puissance, si on le considère
en tant qu'agent de la vulnération du parenchyme pulmonaire. Le mouvement transsudatif est si subit et si
intense, qu'à la fois la sérosité et les globules blancs
partent en masse des vaisseaux, enlèvent l'endothélium
alvéolaire, remplissent l'alvéole et rapidement en rendent les parois exsangues par contre-pression, pour
ensuite souvent même les rompre. Le même processus
de départ de la sérosité ne se comportera plus ainsi si
la transsudation s'opère non plus en masse et d'un
coup, mais d'une manière ménagée. Le sens du phéno-

mène ne variera pas, il y aura toujours augmentation considérable de la pression intra-vasculaire, qui en sera le *primum movens* et l'instrument, mais les lésions directes ne seront plus semblables et les effets seconds le seront moins encore.

L'œdème pulmonaire d'origine passive est porté à son maximum dans les deux rétrécissements des deux orifices du cœur gauche. Dans le rétrécissement mitral, l'oreillette, placée immédiatement en amont de l'orifice rétréci est immédiatement surchargée ; dans le rétrécissement aortique la même surcharge s'effectue, quoiqu'un peu moins rapidement par suite de la propagation à l'oreillette de la haute pression ventriculaire commandée par la sténose artérielle. Aussi, en clinique, les deux rétrécissements précités sont-ils considérés comme déterminant, dès le début, une congestion pulmonaire passive, persistante. Cette congestion pulmonaire se traduit, dans la période dite de compensation, par la tendance perpétuelle aux bronchites, et, à une période plus avancée, par l'œdème pulmonaire d'abord transitoire, puis définitif, reconnaissable à ses signes physiques propres. Si l'on examine bien, jamais dans un rétrécissement mitral pur, ni dans une sténose aortique, on ne verra les œdèmes périphériques apparaître avant ceux du poumon. Bien entendu, au début, cet œdème est ménagé : ce sera, si l'on veut, *l'œdème latent transsudatif* du poumon, comparable à cet œdème latent périmalléolaire, qu'il faut savoir chercher.

L'œdème chronique passe par la série des étapes suivantes :

A. *Œdème transsudatif.* — L'œdème transsudatif
prend son origine dans l'augmentation de la pression
intra-vasculaire s'opérant en vertu d'une stase. Les capillaires alvéolaires sont gorgés de sang, donnant lieu
à une magnifique injection naturelle parfaitement continue dans toute l'étendue de la paroi alvéolaire.

La cavité alvéolaire est remplie en entier par le liquide de la transsudation, sauf sur les points tout à fait
voisins du parenchyme pulmonaire resté sain. Dans
cette zone intermédiaire, l'air a pu pénétrer partiellement sous forme de bulles, soit grosses, soit petites.

L'exsudat alvéolaire renferme dans la période de
l'œdème transsudatif un certain nombre de globules
blancs, mais exceptionnellement des globules rouges.
La majorité des éléments cellulaires répandus dans cet
exsudat et parfois au point de se toucher est constitué
non plus par des cellules lymphatiques, mais par des
cellules endothéliales de l'alvéole, revenues à l'état indifférent et affectant la forme globuleuse. Comme dans
l'œdème aigu congestif, il y a donc ici dislocation du
revêtement épithélial endothéliforme de l'alvéole ; mais,
ces cellules endothéliales mobilisées et desquamées,
puis revenues à la forme indifférente ne sont pas expul-
sées en masse et immédiatement par les voies bronchiques ; elles restent dans l'alvéole, en majeure partie du
moins ; un certain nombre d'alvéoles, outre les éléments
endothéliaux revenus à l'état indifférent et compris dans
l'exsudat, présentent sur la paroi alvéolaire une ligne
de revêtement parfaitement continue. L'endothélium
alvéolaire, pénétré par le liquide de la transsudation et

desquamé, est donc apte à reproduire très rapidement sa disposition épithéliale, à reformer incessamment la ligne de cellules limitant la surface respiratoire, quand bien même à l'intérieur de l'alvéole d'autres cellules endothéliales continuent à rester indifférentes, à se multiplier comme telles, à absorber les corps étrangers.

L'œdème agit sur les autres parties du lobule d'une façon qui ne diffère pas sensiblement de ce que l'on observe en général dans le tissu connectif; aussi, nous arrêterons-nous moins longtemps sur ce point. Le tissu connectif entourant les bronchioles terminales, ayant une constitution embryonnaire dans l'état normal, voit naturellement ce caractère s'exagérer dans l'œdème. La bande de tissu connectif modelé, satellite de la bronchiole intralobulaire, se comporte exactement comme le tissu fibreux du derme dans les mêmes circonstances. Des cellules migratrices nombreuses s'accumulent en files ou en îlots fusiformes dans les espaces interfasciculaires du derme muqueux. Enfin, au niveau du pied de chaque lobule composé, le tissu connectif lâche qui double les fentes interlobulaires présente des lésions d'œdème vulgaire. Ces mêmes lésions se poursuivent dans la ligne pédiculaire. Là, on voit le tissu conjonctif, rempli de globules blancs, commencer par places à prendre cette apparence gélatineuse que l'on observe dans le derme cutané qui a été pendant quelque temps le siège d'une infiltration œdémateuse soutenue (Renaut).

En même temps les lymphatiques s'ouvrent largement; on les voit sectionnés en long ou en travers sous forme de larges trajets sans parois propres, gorgés de cellules lymphatiques. Il en est de même des boyaux sous-pleuraux. Quant aux fentes lymphatiques interlobulaires, l'œdème ménagé ne les développe pas ; il n'exerce pas une action mécanique suffisante pour déployer ces espaces. La signification de ces faits est la même que partout ailleurs au sein du tissu conjonctif : par le fait de l'œdème, les espaces interorganiques et les trajets lymphatiques se développent pour servir de voies au liquide de l'œdème, et servir de voies de retour aux cellules lymphatiques dont il est chargé.

Le gonflement du tissu connectif est le résultat de l'imbibition de ces faisceaux et du développement de ces espaces interfasciculaires par le liquide de l'œdème.

Cette imbibition ne s'arrête pas à la vitrée de la bronche. Dans tout œdème soutenu, non seulement le derme bronchique montre au-dessous de la limitante élastique de nombreux globules blancs, dont les plus superficiels sur un certain nombre de points se touchent tous et forment comme une surface, mais régulièrement aussi l'épithélium est pénétré par une multitude de cellules lymphatiques en voie d'issue. Sous l'influence de l'œdème, cette émigration prend un caractère excessif. L'épithélium est dissocié par les éléments migrateurs qui infiltrent ses espaces intercellulaires. La ligne superficielle des cellules ciliées subit une desquamation incessante. Aussi à l'intérieur des bronches, on trouve une multitude de cellules à cils vibratils mélangées à d'innombrables globules blancs, dont les uns sont restés vivants, dont les autres, morts,

ont pris les caractères de globules de pus. Ces éléments
sont englobés dans du mucus, et constituent le muco-pus
qui souvent obstrue sur une grande étendue la lumière
des fines ramifications bronchiques. Il n'est pas rare de
voir au sein de ce muco-pus, dans des bronches dont
l'épithélium, resté en place à la surface de la vitrée, est
surtout composé par les cellules fusiformes de la couche
profonde (cellules génératrices), de véritables rubans de
cellules ciliées, répondant à la desquamation en masse
de l'assise superficielle du revêtement épithélial. Dans
tout ce mouvement, les cellules caliciformes sont devenues rares, on en trouve un très petit nombre, tandis
que dans les bronches interlobulaires normales, elles
existent en quantité innombrable. Toutes ou presque
toutes sont revenues au type ordinaire, c'est-à-dire au
type cylindrique à plateau strié.

Quant aux glandes bronchiques différenciées, l'œ-
dème les modifie moins profondément. Mais, plongées
au sein d'un tissu connectif lâche ou modelé, rempli de
cellules lymphatiques, elles sont mises, par ce fait
même, en activité. Ainsi s'explique, dans le cas de l'œ-
dème soutenu, la tendance permanente à la sécrétion
bronchique exagérée. En clinique, ce fait se traduit
par la prédisposition aux bronchites, que l'on observe
sinon en permanence, du moins à l'état de fréquence
extrême dans les deux rétrécissements des deux orifices gauches.

Une fois que les lésions que nous venons de décrire
auront été établies dans les canaux bronchiques par
l'œdème soutenu, elles varieront peu.

Au sein du tissu connectif périlobulaire, s'il s'agit de lobules placés sous la plèvre, mais surtout dans celui qui accompagne les bronches de distribution, les bronchioles intralobulaires et le rameau de l'artère pulmonaire commandant le lobule composé, les vaisseaux sanguins sont gorgés de sang, tout principalement les veines. On reconnaît alors les dispositions particulières des vaisseaux de distribution et des capillaires du système de l'artère bronchique. Cette disposition est celle des vaisseaux du tissu connectif. Les réseaux capillaires sont décurrents le long des fusées et disposés, par rapport à elles, comme les folioles d'une feuille composée par rapport à leur pétale commun.

Les capillaires alvéolaires ne tardent pas à devenir le siège d'un bourgeonnement continu et de diapédèse.

L'œdème devient de plus en plus largement diapédétique, à la fois dans les réseaux alvéolaires et dans les parties connectives du lobule ; de plus en plus prolifératif dans toutes les portions connectives du lobule.

Il réalise ainsi à la fois dans les parties connectives du lobule et dans ses parties alvéolaires les conditions de production du bourgeonnement vasculaire, qui, au hasard de sa végétation, peut amener des communications entre le réseau vasculaire nutritif et le réseau fonctionnel.

La période de l'œdème transsudatif, c'est-à-dire d'œdème vulgaire devenu fixe, répond donc à un stade où se réalise l'encombrement passif des vaisseaux sanguins, l'encombrement par réplétion de toutes les voies

et espaces lymphatiques, l'entrée en jeu du processus
prolifératif du tissu conjonctif du lobule, le commencement du mouvement d'extension des vaisseaux sanguins
effectué sous un mode qui va nécessairement modifier
leur type. A partir de ce stade, les lésions réactionnelles
du parenchyme pulmonaire vont s'accuser.

B. *OEdème diapédétique.* — Ce stade est essentiellement marqué : 1° par l'accroissement de nombre des
globules blancs dans l'exsudat intra-alvéolaire ; 2° par
l'introduction d'un nombre relativement considérable
de globules rouges dans ce même exsudat, le nombre des
globules rouges restant toujours de beaucoup inférieur
à celui des éléments indifférents répandus dans l'alvéole ;
3° enfin par le commencement du mouvement de bourgeonnement des capillaires alvéolaires, et par l'épaississement de la paroi alvéolaire elle-même. Ajoutons à
ces lésions l'apparition des cellules rouges, des cellules
rouges géantes, et l'activité, poussée au plus haut degré,
de la transformation pigmentaire.

L'exsudat alvéolaire remplit chaque alvéole comme
dans le cas précédent. Le liquide qui le forme est en
grande majorité dépourvu de fibrine : c'est encore un
liquide de transsudation, une sérosité simplement albumineuse. Les cellules lymphatiques sont devenues très
nombreuses ; à côté d'elles, on trouve de nombreux
globules sanguins. Les éléments du sang ont donc les
uns et les autres subi l'extravasation ; mais cette extravasation est restée absolument élective encore. La
paroi vasculaire a laissé passer les globules blancs en
nombre beaucoup plus considérable que les rouges,

et elle a filtré le plasma en retenant sa substance fibrinogène.

Les cellules endothéliales, ramenées à l'état indifférent, globuleuses, sont en nombre souvent considérable; en revanche, le mouvement cicatriciel de l'épithélium alvéolaire a cédé le pas au mouvement de retour vers l'état indifférent. On trouve rarement la ligne endothéliale continue, ou même partiellement ordonnée par rapport à la paroi de l'alvéole. Quant aux cellules endothéliales, ramenées à l'état indifférent, elles ont pris pour la plupart un nouveau mode d'activité, qui ne va plus cesser pour ainsi dire de se poursuivre jusqu'à la fin du processus de l'œdème chronique. Leur rôle est devenu principalement celui d'éléments captateurs et modificateurs, puis, en fin de compte, d'agents destructeurs des globules rouges extravasés.

Elles deviennent alors sinon toutes, du moins en très grand nombre, de véritables *cellules rouges*. Elles se chargent de cette hémoglobine après avoir capté les globules rouges et les avoir dissociés.

Les cellules lymphatiques participent aussi à la transformation des globules rouges, elles émigrent au loin et de nouvelles cellules lymphatiques, tout récemment exsudées, les remplacent incessamment dans l'alvéole, où on les trouve non pigmentées, pour la simple raison qu'elles sont là depuis peu de temps, et n'ont pu qu'exceptionnellement commencer à transformer les globules du sang.

La paroi alvéolaire change de type, revient à l'état jeune, elle subit, elle aussi, un mouvement subinflam-

matoire conduit manifestement dans un sens productif.
Les fibres élastiques diminuent de nombre, et sur certains points disparaissent, comme si elles subissaient une sorte de fonte. C'est là un phénomène qui, dans toute formation du type connectif, permet d'affirmer que l'on est en présence de l'inflammation subaiguë.

Dans ce stade irrégulièrement disséminé au sein du poumon, stade d'œdème diapédétique, après l'endothélium alvéolaire modifié dès le début, après le tissu connectif du lobule, mis ensuite en instance d'irritation formative, la paroi alvéolaire entre en jeu de la même façon et développe de plus en plus sa tendance au retour vers le tissu connectif ordinaire. La structure différenciée des diverses parties du lobule se dégrade donc de plus en plus, les vaisseaux disposés pour la fonction modifient leur type; l'aire de l'alvéole cesse d'être le lieu où le sang vient subir son récrément normal en absorbant l'oxygène. Cette aire alvéolaire, au sein de laquelle désormais les globules rouges viennent se perdre, au lieu de s'oxygéner, s'est transformée en un véritable agent de spoliation pour le liquide nourricier. Au fur et à mesure que la zone d'œdème diapédétique s'étend, que les alvéoles intéressées par l'œdème à ce stade se multiplient au sein du parenchyme pulmonaire. La fonction respiratoire se restreint d'un pas égal, et elle est remplacée par une spoliation sanguine continue, minime pour chaque alvéole il est vrai, mais dès maintenant fatale et ne devant plus jamais cesser d'exister.

C. *OEdème hématique.* — En même temps que dans le poumon œdémateux l'extension du tissu conjonctif se prononce, et que l'épaississement et l'infiltration embryonnaire des parois alvéolaires se poursuit parallèlement, les lésions dont l'intérieur de l'alvéole est le siège prennent toujours, par îlots disséminés, des caractères nouveaux. L'exsudat devient de plus en plus hématique ; il renferme un nombre toujours croissant de globules rouges, si bien qu'à un moment donné, de distance en distance, on voit les alvéoles remplis de globules rouges du sang, mélangés d'un nombre toujours anormalement considérable de globules blancs, et d'une grande quantité de cellules endothéliales embryonnaires rouges ou pigmentées. Cependant les vaisseaux alvéolaires gonflés dans la majorité des cas par une injection naturelle, ce qui montre qu'ils *tiennent le sang*, ne présentent aucun des indices ordinaires, indiquant leur rupture.

Ce caractère est capital. Il montre que, dans ce cas, nous n'avons point affaire à une hémorragie par rupture, ou comme disaient les anciens par *rhexis ;* nous sommes ici en présence non point d'une hémorragie vraie, c'est-à-dire d'un phénomène en vertu duquel le *sang complet* sort des vaisseaux, mais bien de ce que M. le professeur Renaut appelle une *hémorragie élective* parce que les éléments du liquide nutritif ne sont pas groupés dans l'exsudat avec leurs proportions normales. De telles hémorragies incomplètes, créant une sorte de variété d'œdème sanglant, auquel il convient de réserver le nom d'œdème hématique ont, pour origine même, la longue période de diapédèse qui a précédé.

Cette hémorragie, exagération du processus normal

dans lequel l'issue des globules blancs et de la sérosité s'accompagne toujours de celle d'un certain nombre de globules rouges, est le résultat de ruptures multiples et comme ponctuées des vaisseaux. Ces derniers ne laissent pas passer les éléments divers du sang comme le ferait un filtre, mais bien comme le ferait un crible. Toujours aussi l'influence de la paroi, restée relativement intacte, s'exerce sur le sang qui sourd au travers d'elle ; cette paroi ne laisse pas sortir le sang en masse, tel qu'il était dans le vaisseau ; elle modifie les proportions de ses éléments dans l'exsudat. La nappe hémorragique est alors formée par du sang ; mais dans ce sang le rapport des globules rouges au plasma ou aux globules blancs a subi une variation notable en vertu d'une sorte d'élection particulière. Ce sont là les *hémorragies diapédétiques* des hémorragies *électives*. Quant à celles qui se produisent en vertu d'une rupture vraie, persistante, appréciables aux investigations anatomo-pathologiques et qui sont de beaucoup les plus nombreuses, il faut leur conserver, à l'exemple de Conheim, la vieille dénomination d'*hémorragies par rhexis*.

L'œdème hématique, bien qu'il soit caractérisé par un acte de diapédèse ayant pour résultat d'extravaser, à l'encontre de ce qui arrive dans l'œdème aigu congestif, infiniment plus de globules rouges que de globules blancs, est de toutes les lésions celle qui ressemble le plus à l'œdème aigu congestif. Là où elle s'opère, elle semble s'effectuer brusquement, distendant les alvéoles au maximum sans toutefois les rompre, ni les anémier complètement par contre-pression. Ces lésions peuvent s'accompagner d'apoplexie lobulaire.

D. *Sclérose pulmonaire.* — Sur une multitude de points, et disséminée dans tout le poumon la sclérose l'indure et lui donne la consistance d'une éponge fine, en ces points on trouve une sclérose typique ayant son origine le long des bronches interlobulaires, des bronchioles intralobulaires et des bronchioles terminales, puis de là se répandant dans le parenchyme alvéolaire. Du pourtour de ces portions de l'arbre bronchique partent de larges bandes de tissu conjonctif jeune, infiltrées par des globules blancs disposés en files ou réunis en îlots, en présentant de nombreuses traînées de pigment noir, enfin parcourues par un réseau extrêmement riche, sinueux et embrouillé de capillaires néoformés sur le type connectif, versant leur sang en retour dans d'énormes veines dilatées exclusivement tributaires des veines bronchiques. Sur leur marge, ces bandes se dissocient à la façon de racines pour pénétrer dans le parenchyme pulmonaire en s'atténuant de plus en plus. De la sorte, les portions de ce parenchyme adjacentes au plein de chaque traînée, sont constituées par des alvéoles séparés les uns des autres par des bandes de tissu fibreux, souvent d'une largeur égale ou même supérieure à celle des alvéoles qu'elles séparent. Ces alvéoles, en voie d'atrophie, prennent la forme d'une aire stellaire, puis, progressivement, celle d'une fente étoilée à bords affrontés jusqu'au contact. L'exsudat remplissant ces alvéoles subit alors des modifications remarquables. Les cellules indifférentes d'origine endothéliale, hémoglobiques, jaunes ou pigmentées, occupent le milieu de l'espace, devenant de moins en moins nombreuses au fur et à mesure que cet espace se restreint. Sur les bords de chaque espèce, une ébauche de revêtement épithélial, consistant dans une ligne de cellules cubiques, se reforme, puis disparaît par atrophie quand les bords se sont accolés et que l'alvéole effacé est réduit à une simple fente, analogue à celles du tissu connectif.

Bref, on retrouve ici le mode exact d'atrophie alvéolaire au sein du tissu fibreux.

De là, le tissu connectif s'avance dans le parenchyme pulmonaire comme par une multitude de pointes. La charpente connective du poumon a pris le pas ; elle constitue un système interlobulaire et périlobulaire de grosses travées, un système intérieur de travées plus petites, partant du pourtour de tous les canaux intralobulaires aérophores ou sanguins. De là l'apparence spongoïde du poumon, sa dureté, sa fermeté à la coupe, comparable à celle d'un poumon à demi insufflé, puis soumis à la dessiccation.

C'est la pneumonie chronique formative, la cirrhose du poumon. Elle est de tout point comparable à la dermite formative ou éléphantiasis postœdémateux de la peau.

La formation alvéolaire a ici répondu à l'incitation suivant ses aptitudes réactionnelles propres.

A l'encontre du transsudat œdémateux, elle a réagi par *l'alvéolite catarrhale,* c'est-à-dire par la lésion de la pneumonie lobulaire — c'est-à-dire encore de la même façon qu'en présence de toute irritation aseptique.

Terminons cette étude par quelques corollaires immédiatement déduits des faits anatomiquement constatés (Honnorat). Il est clair qu'aucune lésion progressive
du poumon n'a plus que celles dont la succession constitue le processus de l'œdème chronique d'influence à la
fois profonde et progressive sur les fonctions respiratoires, et par suite sur l'organisme entier. Dès son début,
et à l'état simplement transsudatif, l'œdème détermine
aux points lésés la restriction du champ de l'hématose.
L'exsudat annule l'alvéole en l'encombrant d'abord, en
disloquant ensuite le revêtement épithélial endothéliforme qui joue dans cet alvéole le rôle de dialyseur.
A la période de l'œdème diapodétique et surtout de
l'œdème hématique, vient s'ajouter à cette restriction
de l'aire respiratoire la perte continue de sang dont
l'alvéole devient le siège. Le rôle de cet alvéole est dès
lors renversé, puisqu'il est maintenant le lieu d'une
perte microscopique, si l'on veut, mais constante de
sang, au lieu d'être l'agent de la rénovation même par
l'oxygène, du liquide respiratoire. Et quand, à la période terminale de cirrhose, sur un grand nombre de
points, non seulement cette cause de perte subsiste,
mais que le cycle aberrant s'est formé ; lorsque les réseaux fonctionnels des alvéoles sont raccordés par le
bourgeonnement extensif des vaisseaux des bandes de
sclérose au système artérioso-veineux nutritif des vaisseaux bronchiques, le poumon voit encore son rôle
respiratoire s'atténuer, et ce rôle se trouve en fin de
compte amoindri dans des limites beaucoup plus larges
qu'on ne saurait le soupçonner de prime abord.

Alors vraiment, et par le fait même des modifications réalisées par l'œdème, l'organisme déjà frappé éprouve une nouvelle atteinte, et de plus en plus profonde. Compromise à la fois au point de vue mécanique et au point de vue chimique, la circulation interstitielle languit. L'anémie se prononce de plus en plus ; pas une molécule de l'organisme n'est bonne puisqu'elle ne respire plus normalement. Ainsi s'expliquent ces faits d'arrêts de croissance sur lesquels M. le professeur Renaut a insisté et que l'on trouve surtout développés hautement chez les jeunes sujets porteurs d'une sténose mitrale accusée.

Clinique. — *Œdème aigu.* — L'œdème aigu congestif peut affecter une marche suraiguë et même foudroyante (goutteux, typhiques, brightiques). Parfois, il s'agit d'individus trouvés morts dans leur lit et chez lesquels l'autopsie révèle comme lésion principale de l'œdème généralisé des deux poumons. Dans les cas les plus ordinaires et simplement aigus (quelques heures ou quelques jours), l'œdème aigu se manifeste par un syndrome très net et très caractéristique (début subit, toux quinteuse, dyspnée intense, angoisse respiratoire, cyanose, expectoration abondante, mousseuse, filante, de nature albumineuse, rosée, bulles fines ou moyennes qui claquent avec un bruit sec tout en demeurant humides, pouls en hypotension ou hypertension, paralysie diaphragmatique et bronchique).

Comme l'a montré M. Huchard, l'œdème aigu peut présenter trois formes : les deux premières *suraiguës* ou *foudroyantes*, et *aiguës* avec expectoration caractéristique, la troisième *d'emblée bronchoplégique*, sans expectoration.

Dans la première, réellement *foudroyante*, le début est presque subit et la terminaison extrémement rapide, en quelques minutes, comme le fait suivant relaté par La Harpe : un malade est réveillé en sursaut pendant la nuit. Il saute hors de son lit, traverse la chambre, s'assied sur une chaise, râlant ; quelques instants après, il était mort et une houppe de mousse blanche sortait abondamment de la bouche et des narines.

Dans les formes *suraiguë* et *aiguë*, beaucoup plus fréquemment observées, on constate les phénomènes suivants :

Tout à coup, ou rapidement, dyspnée intense et progressive, angoisse respiratoire extrême, qu'il ne faut pas confondre avec l'angoisse cardiaque de la sténocardie ; toux quinteuse, incessante, qui ne laisse aucun repos ; véritable pluie de râles crépitants à bulles très fines et très serrées envahissant sous l'oreille, comme un flot montant, les deux poumons le plus souvent de la base au sommet ; puis, expectoration parfois extrêmement abondante (jusqu'à 1 ou 2 litres en quelques heures), aérée, mousseuse, souvent limpide, de nature albumineuse, absolument comme dans les cas d'œdème du poumon et d'expectoration albumineuse après une thoracentèse trop copieuse. Souvent l'expectoration est de coloration rosée, d'apparence *saumonée* tout à fait caractéristique, ce qui indique l'adjonction d'un élément congestif à la fluxion œdémateuse.

Avec cette abondance de râles qui envahissent rapidement la poitrine tout entière, on s'attend à trouver de la matité, ou tout au moins de la diminution de sonorité. Il n'en est rien, et presque toujours on constate un symptôme de percussion *paradoxale*, en quelque sorte, caractérisée par une certaine augmentation de la sonorité à la percussion de la poitrine. Ce phénomène est dû, ainsi que l'obscurité du murmure vésiculaire assez souvent constatée dans certains points, à la production d'un *emphysème aigu* qui accompagne presque toujours et suit parfois l'apparition de l'œdème actif du poumon.

Au milieu de ce violent orage, la température n'est pas élevée, elle est même souvent abaissée, quoique Bouveret l'ait vue monter jusqu'à 39 et même 40 degrés. Les extrémités se refroidissent, se cyanosent rapidement, la face et les lèvres sont violacées, quelquefois d'une pâleur livide faisant croire à l'imminence d'une syncope. Promptement, s'installe un râle trachéal particulier, sorte de bouillonnement bronchique couvrant les bruits bronchio-alvéolaires.

Enfin, le malade meurt rapidement au milieu des symptômes asphyxiques les plus intenses.

Mais, la mort n'est pas la terminaison constante et fatale de l'œdème pulmonaire aigu et même suraigu ; le malade peut résister à plusieurs de ces fluxions œdémateuses, souvent *récidivantes* à des intervalles variables ; il peut guérir, surtout si une thérapeutique active et prompte est intervenue.

Pendant le cours de cet œdème pulmonaire, il est un

fait très important : tout d'un coup, parfois dès le début, le plus souvent dans le cours ou à la fin de la crise, on constate une *chute considérable de la tension artérielle*, ce qui rend compte de l'*asystolie aiguë* survenant parfois assez brusquement, et de la rapidité avec laquelle se montre l'œdème des membres inférieurs.

Dans la forme broncho-plégique, l'expectoration ne peut se produire. Le malade meurt d'une véritable obstruction bronchique par l'exsudat intra-alvéolaire et bronchique.

Quant à l'œdème brightique, il a été d'une façon toute spéciale magistralement étudié par M. le professeur Dieulafoy.

Un premier point doit être bien mis en relief ; c'est la brusquerie de cet accident. L'œdème suraigu n'est généralement ni la conséquence d'une bronchite, ni la suite d'un état pulmonaire qui aurait acquis peu à peu une intensité croissante. C'est autre chose. Presque toujours, le début de cette terrible complication est soudain, inattendu. L'accident survient tantôt le jour, tantôt la nuit, d'une façon inopinée.

Il est pourtant des cas dans lesquels l'œdème suraigu du poumon est précédé de quelques symptômes avant-coureurs ; tel malade toussait déjà depuis quelques jours, tel autre était oppressé, et on avait pu constater à l'auscultation des râles de sécrétion bronchopulmonaire. En pareil cas, il faut le dire, il semble que le terrain soit préparé. Mais c'est là une exception ; l'œdème brightique suraigu du poumon n'est presque jamais la conséquence de lésions broncho-pulmonaires préexistantes, il éclate soudainement, *à la façon d'un accès d'asthme,* alors que, quelques heures ou même quelques instants avant, rien ne pouvait en faire soupçonner l'imminence.

Un second point à bien mettre en évidence, c'est que l'œdème suraigu du poumon est, très souvent, un accident brightique isolé. En effet, il n'est presque jamais associé aux grandes manifestations urémiques ou aux grands œdèmes brightiques. L'œdème suraigu ne survient pas d'ordinaire chez les brightiques atteints d'anasarque, chez ceux qui ont déjà une tendance aux grands œdèmes; c'est là un fait exceptionnel. Presque toutes les observations concernent des gens chez lesquels la complication pulmonaire est apparue à titre d'accident brightique isolé dans le cours de néphrites presque latentes et compatibles en apparence avec la santé.

On ne peut pas dire, cependant, que l'œdème suraigu du poumon surprenne les gens dans le courant d'une santé qui ne laissait rien à désirer; si on les examine de près, on voit qu'ils sont tous plus ou moins entachés de brightisme, ils sont tous plus ou moins albuminuriques. La recherche « des petits accidents du brightisme » permet de reconstituer chez eux l'évolution d'une néphrite parfois insidieuse; on retrouve dans leur passé un groupe de symptômes significatifs: la sensation du doigt mort, la cryesthésie, les troubles auditifs, les crampes des mollets, la pollakiurie, les démangeaisons, les secousses électriques, les épistaxis; on apprend qu'ils n'étaient pas absolument exempts de tout œdème, bouffissure des paupières, œdème malléolaire ; on constate chez eux une élévation notable de la tension artérielle, sinuosités de l'artère temporale, état du pouls radial, claquement des valvules sigmoïdes, bruit de galop cardiaque; on apprend que ces malades étaient enclins à des céphalées qu'ils qualifiaient de migraines, à des étouffements qu'ils prenaient pour de l'asthme, à des rhumes qu'ils regardaient comme des bronchites vulgaires. Si on analyse leurs urines, on y découvre de l'albumine; si on expérimente la toxicité de ces urines, on constate qu'elle est abaissée. On voit, en un mot, par un examen attentif et approfondi de cet état brightique, que tel malade, dont la santé paraissait bonne ou à peu près satisfaisante, était en réalité lésé dans ses reins, il était atteint dans sa dépuration urinaire, il était sous le coup, plus ou moins prévu, d'accidents parfois redoutables.

L'accès s'annonce par un chatouillement laryngé, par une toux quinteuse, saccadée, et par une oppression qui, en quelques minutes, en un quart d'heure, en quelques heures, atteint son apogée. Tous ces symptômes, la toux, l'oppression, la dyspnée, sont dus au brusque encombrement des alvéoles pulmonaires par un liquide séro-albumineux. Généralement, c'est par la base des poumons que commence l'inondation; elle peut gagner plus ou moins vite la totalité des poumons. Le sérum sanguin transsudant sous pression dans les alvéoles et dans les bronchioles, le malade est aussitôt pris de quintes de toux et il rend alors ce liquide tout à fait caractéristique, abondant, spumeux, albumineux,

rosé, saumoné, qui est signalé dans toutes les observations. Certains malades peuvent rendre en quelques
heures, et plus vite encore, jusqu'à un litre et deux
litres de ce liquide. Il se peut, toutefois, comme dans
l'observation de M. Huchard, que les bronches n'aient
pas la force d'expulser le liquide ainsi accumulé, et
l'asphyxie est d'autant plus menaçante que le liquide
est rejeté en quantité moins considérable (forme bronchoplégique).

Dès le début de l'accident, dès l'apparition de la
dypsnée, on constate, à l'auscultation, des deux côtés
de la poitrine, une pluie de râles fins, sous-crépitants,
sibilants, témoignage de l'inondation des alvéoles pulmonaires et des bronchioles. Suivant la rapidité et suivant l'extension de cette inondation, les râles envahissent plus ou moins rapidement la totalité ou la presque
totalité des poumons.

A mesure que l'inondation fait des progrès, et pour
peu que l'expectoration ne soit pas suffisante, la dyspnée augmente rapidement, le malade est pâle, anxieux,
terrifié, conscient du danger extrême qui le menace;
le pouls est petit et accéléré, les lèvres sont bleuâtres,
les ongles sont livides, les extrémités se refroidissent
et cette lutte peut se terminer par la mort, soit en peu
d'instants, forme foudroyante, soit en une journée,
forme rapide, soit en trois ou quatre jours, forme
lente.

Chez quelques malades, la situation n'est pas absolument périlleuse tant que l'expectoration est assez
abondante pour dégorger les poumons inondés; mais

survienne un état parétique des muscles expulseurs,
l'expectoration s'arrête, elle peut même faire complètement défaut; c'est alors la mort par asphyxie à
brève échéance. Dans les cas heureux, le liquide est
expectoré au fur et à mesure de sa formation, l'inondation s'arrête à temps, et après une durée qui varie
de quelques heures à quelques jours, la dyspnée
s'amende, les râles diminuent et le malade triomphe
de ce terrible accident. Toutefois il ne faut pas trop se
hâter de chanter victoire, car un premier accès, conjuré momentanément, peut être suivi, à quelques jours de
distance, d'un deuxième ou d'un troisième accès mortel.
Tantôt la convalescence exige quelques jours, tantôt la
guérison survient brusquement, le malade pouvant,
dès le lendemain, reprendre sa vie habituelle et ses
occupations.

Ce qui aggrave encore l'œdème brightique suraigu
du poumon, c'est que non seulement le malade peut
succomber en quelques heures à son accès, mais alors
même qu'il a récupéré l'intégrité complète de ses
fonctions respiratoires, il reste sous le coup de nouvelles attaques.

Œdème *chronique*. — On ne retrouve plus ici
l'évolution dramatique constatée dans l'œdème aigu du
poumon : les symptômes se succèdent avec une grande
lenteur; la gêne respiratoire s'accroît progressivement, mais c'est encore la dyspnée qui est le grand
symptôme. Elle n'apparaît d'abord que si le cardiaque
fait un effort tel que celui de soulever un fardeau, gra-
vir un escalier à pente raide, s'astreindre à une mar-

che fatigante et prolongée : c'est ce que M. Constantin
Paul appelle la *dypsnée d'effort* et M. G. Sée la *dyspnée
de travail.* Chez un tel malade, les signes révélés par
l'examen physique de la poitrine sont d'abord néga-
tifs. Les malades, cependant, sont susceptibles des
bronches, toussent pour la moindre cause, n'expecto-
rent pas ; le médecin fait toutes les hypothèses jusqu'à
ce qu'il acquière la conviction que son malade est un
cardiaque, dont la respiration s'altère d'une manière
lente, progressive, en quelque sorte latente. Devant
l'excès de travail, le cœur a cédé, la stase pulmonaire
se traduit alors par quelques signes peu précis ; la
compensation cardiaque est momentanément rompue.

Mais peu à peu la gêne respiratoire s'accentue, la
dyspnée s'installe définitivement et d'une manière continue ; elle a des exacerbations vespérales ; par le décubitus dorsal, elle devient plus intense ; suivant l'expression de Bouillaud, le malade étouffe plus qu'il ne
respire et son myocarde est devenu insuffisant à assurer
la compensation.

Quand enfin survient la dégénérescence cardiaque,
la dyspnée est incessante et, bien plus, s'exagère la
nuit, enlevant au malade tout espoir de sommeil. Jusqu'alors il respirait mal, mais ses muscles respirateurs
suffisaient à assurer les mouvements normaux du thorax, qui s'accomplissaient d'une façon réflexe et incons-
ciente ; il n'en est plus ainsi : les muscles respirateurs
supplémentaires ont dû entrer en jeu et, comme ils
sont sous la dépendance de la volonté, le malade déploie
tous ses efforts et toute son attention à respirer ; dès

lors, il ne peut plus dormir parce que, en engourdissant sa volonté, le sommeil entrave forcément les fonctions de l'hématose de l'appareil respiratoire.

Tels sont les caractères que présente la dyspnée dans les cas où le poumon est pris d'une manière progressive ; l'hypostase est, en somme, la grande cause de la gêne respiratoire. Celle-ci a besoin d'être recherchée au milieu des autres accidents asystoliques, tels que l'œdème des membres inférieurs, la congestion hépatique, les troubles digestifs, le pouls veineux, etc. On peut dire cependant que, chez les cardiaques, les accidents pulmonaires marquent généralement le début de l'insuffisance cardiaque ; ils sont précédés par l'insuffisance tricuspidienne, dont on a dit depuis longtemps qu'elle ouvrait la porte à l'asystolie.

Dans ces pneumopathies, d'origine cardiaque, l'examen physique du thorax ne fournit pas toujours des renseignements très complets. L'*inspection* révèle quelquefois une légère dilatation du thorax ; elle fait constater d'autre part que la respiration se fait suivant le type costal supérieur ; à la *percussion*, on trouve la sonorité à peine augmentée aux sommets des poumons et très légèrement diminuée aux bases, sauf toutefois à une période avancée de la pneumopathie cardiaque, quand la sclérose pulmonaire a atteint son maximum de développement.

L'*auscultation* fournit des renseignements variables, suivant que les lésions pulmonaires sont plus ou moins avancées. Au début, l'oreille, appliquée à la base du thorax, ne perçoit que des râles humides, discrets, minimes, inspiratoires ; les uns très superficiels, les autres plus ou moins profonds ; alors le malade a de l'œdème pulmonaire passif. Plus tard, quand la carnisation s'est développée, quand le parenchyme est devenu scléreux, la respiration ne s'entend plus qu'à peine aux bases et tandis que l'expiration est demeurée normale, l'inspiration est devenue rude et quelquefois soufflante.

Dans sa thèse, Tournier insiste sur les résultats fournis par la spirométrie. D'après lui : 1º dans les lésions cardiaques encore indemnes de manifestations pulmonaires, la capacité respiratoire reste à peu près normale ; 2º les altérations pulmonaires, qui compliquent les cardiopathies, réduisent beaucoup le volume d'air introduit dans les organes respiratoires et cette réduction est proportionnelle à l'étendue des altérations ; 3º il y a des variations sensibles au point de vue spirométrique entre les cardiopathies valvulaires et les cardiopathies artérielles, et les variations de la capacité respiratoire sont surtout subordonnées à l'existence des complications pulmonaires et pleurales.

En se rappelant quelle est l'évolution anatomique des lésions pulmonaires au cours des affections cardiaques, il est facile de comprendre que, chez le cardiopathe, l'asphyxie terminale ne s'établit pas dès l'apparition des premiers symptômes révélateurs de la souffrance du poumon. La maladie progresse donc par accès plus ou moins éloignés les uns des autres et tel cardiaque, qui tousse et respire mal depuis cinq ou six ans, n'aura peut-être pas sa crise asystolique terminale avant vingt ou vingt-cinq ans, surtout s'il se surveille et ne s'expose pas à d'inutiles efforts. Chacun sait que les mitraux, par exemple, ont de l'hypostase pulmonaire à répétition, avant d'avoir de l'asystolie bien caractérisée (Renaut et Honnorat).

Les manifestations pulmonaires s'observent d'abord à de longs intervalles, deux ou trois fois par an, puis elles se rapprochent de plus en plus jusqu'à ce que, le cœur ne suffisant plus à sa tâche, la congestion passive demeure permanente et finisse par amener la carnification du poumon ; celle-ci s'étendant progressivement et restreignant de plus en plus le champ respiratoire finit par conduire le malade au tombeau (voir anatomie pathologique).

Chez tout cardiopathe qui souffre d'affection valvulaire, de myocardite, il est donc indispensable de surveiller sans cesse l'état du cœur et celui du poumon ; toute défaillance dans leur fonctionnement, tout défaut d'équilibre entre les deux viscères exige la mise en œuvre d'une thérapeutique énergique.

CHAPITRE IV

DIAGNOSTIC

L'œdème aigu du poumon peut être confondu avec
un certain nombre d'affections, dont nous allons essayer
de le différencier (Marfan).

L'embolie pulmonaire peut, par son début brusque,
par la dyspnée violente à laquelle elle donne lieu, par
sa terminaison souvent fatale, prêter à confusion ; mais
si les signes fonctionnels de ces deux maladies ont bien
des relations communes, les signes physiques diffèrent
totalement. Au début, dans l'embolie, les signes physiques sont nuls, pas de râles dans la poitrine, sonorité
normale, jamais exagérée ; plus tard cependant on peut
trouver des tracesde congestion et d'œdème, mais alors il
y a localisation de cet œdème à un territoire circonscrit
du poumon dans le domaine de l'artère embolisée. En
tout cas pas d'expectoration albumineuse. En outre, l'embolie pulmonaire survient chez des individus ordinairement porteurs, en un point quelconque du système
veineux périphérique, d'un foyer thrombosé (phlegmatia
alba dolens, phlébite variqueuse, etc.). Cependant il
faut se mettre en garde contre les causes d'erreurs aux-

quelles pourrait donner lieu cette notion de cause.
Rhumatisme et fièvre typhoïde peuvent donner naissance, d'une part, à l'embolie pulmonaire, par l'intermédiaire de la phlébite, et, d'autre part, à l'œdème aigu.
Donc, lorsque, chez un typhique ou un rhumatisant
présentant une phlegmatia alba dolens, on verra survenir des accidents de dyspnée grave, avant d'admettre,
d'une façon définitive, la production d'une embolie, il
faudra discuter l'hypothèse de l'accident, dont plus haut
nous avons longuement énuméré les symptômes.

Le diagnostic devra être fait avec l'asthme vrai. On
peut s'étonner, à la vérité, de voir confondre l'asthme
avec l'œdème pulmonaire aigu, tant les symptômes de
ces deux affections sont dissemblables. C'est cependant
ce qui arrive en général. On applique facilement l'épi-
thète d'asthmatiques à ceux qui ont des crises de dyspnée
nocturne. Cette confusion vient probablement tout
d'abord de ce fait que l'œdème aigu surprend souvent
le malade la nuit et, en outre, comme l'asthme, apparaît
sans phénomènes précurseurs, sous forme d'une dyspnée très vive, pour disparaître après une durée généralement éphémère. L'erreur cependant est facile à éviter.
Si on analyse la crise dyspnéique de l'asthmatique, on
voit que le chiffre des mouvements respiratoires est
normal ou même diminué; l'inspiration est courte,
l'expiration longue, difficile. De plus, l'examen de la
poitrine révèle la présence de gros râles sibilants et
ronflants, disséminés, symptomatiques, d'une bronchite
chronique concomitante. Enfin l'expectoration qui a lieu
seulement à la fin de la crise est constituée par des

crachats de type spécial, crachats perlés, très visqueux,
dans lesquels, en cas de doute, le microscope peut mettre
en évidence les spirales bronchiques de Curschmann
et les cristaux octaédriques de Leyden-Charcot. Rien de
tout cela dans l'œdème pulmonaire : respiration courte,
précipitée, orthopnée extrême, râles fins disséminés
du haut en bas de la poitrine et au début de la crise,
expectoration abondante d'un liquide séreux albumineux très mousseux.

Un autre diagnostic différentiel se présente naturellement à l'esprit, c'est celui de l'asystolie. Lorsque la
circulation des veines pulmonaires se trouve ralentie
comme cela s'observe dans les maladies du cœur à la
période d'asystolie, il y a stase sanguine dans les capillaires du poumon, d'où hyperémie et œdème pulmonaire consécutif. Cet œdème pulmonaire est bilatéral,
comme dans la maladie qui nous occupe, mais il est localisé surtout aux bases. Il survient rarement isolé. On
constate en même temps de l'œdème des membres inférieurs, de la congestion hépatique, parfois de l'ascite
ou de la pleurésie et, même s'il se présente à l'état
isolé, s'il y a véritablement de l'asystolie pulmonaire,
l'examen du cœur mis à part, le diagnostic est toujours
possible. En effet, l'œdème pulmonaire d'origine cardiaque met un temps considérable pour envahir un
grand territoire pulmonaire ; il n'y a pas d'expectoration
albumineuse, les râles sont plus gros, la percussion est
normale, non exagérée, parce qu'il n'y a pas d'emphysème aigu. Enfin l'examen du cœur révèle un souffle
organique ou, si ce souffle est peu perceptible, met en

évidence l'arythmie cardiaque et ses symptômes propres.

L'œdème pulmonaire aigu peut être une des expressions symptomatiques du mal de Bright; or, les types d'urémie respiratoire sont multiples. Il faudra donc savoir différencier l'œdème aigu de ces divers accidents. Pour ce qui a trait à la forme dyspnéique pure et au type respiratoire de Cheynes-Stokes, il n'y a pas d'erreur possible : dans la première forme, pas de signes stéthoscopiques, c'est une orthopnée essentielle, toxique, *sine materia;* dans le deuxième type, respiration spéciale bien caractéristique, pas d'augmentation du nombre de mouvements respiratoires, simple modification de rythme. La troisième forme se manifeste comme un accès d'asthme en tout semblable à l'asthme cardiaque et caractérisé essentiellement par des excès d'oppression surprenant le malade dans son sommeil : le diagnostic se fait de la même façon que précédemment.

La *phtisie aiguë* évolue quelquefois sous la forme de poussées bronchitiques à répétition, qui s'accompagnent de grands accès de dyspnée et peuvent faire croire à des accidents pulmonaires d'origine cardiaque; mais alors, l'expectoration n'est ni aussi abondante, ni aussi spumeuse que dans l'œdème aigu du poumon; les signes fournis par l'auscultation sont différents; l'examen bactériologique des crachats permet quelquefois de lever les doutes.

L'erreur de diagnostic ne consiste pas seulement à méconnaître l'existence d'un œdème pulmonaire; elle peut encore être commise quand on affirme son existence.

sans qu'il se soit produit. Le rétrécissement mitral, par exemple, qui s'observe presque exclusivement chez les femmes, s'associe souvent à l'hystérie ; les aortiques sont souvent en même temps des neurasthéniques ; dans ces deux cas, on pourra avoir des crises de suffocation absolument indépendantes de manifestations pulmonaires.

L'œdème pulmonaire aigu est souvent confondu avec une syncope, surtout lorsque l'on a affaire à la forme foudroyante avec asphyxie blanche, avec un accès de sténocardie, surtout lorsque les malades sont en même temps angineux, par le fait de leur lésion aortique avec la congestion pulmonaire, erreurs graves, puisque, si l'on croit à une syncope, si l'on croit à un accès angineux, si l'on croit à une crise asthmatique, l'idée ne viendra pas de pratiquer immédiatement une saignée générale et copieuse, capable de sauver un malade d'une mort presque certaine (Huchard).

Il n'y a pas de syncope, puisque le cœur continue à battre. Il n'y a pas d'angine de poitrine, puisque le malade est surtout dyspnéique : l'angine de poitrine est plutôt un accident d'endo-aortite, tandis que l'œdème aigu du poumon est souvent la conséquence de la péri-aortite ; la sténocardie n'est pas une « dyspnée douloureuse » : les aortiques peuvent avoir à la fois de l'angine de poitrine par coronarite, de la dyspnée toxi-alimentaire par insuffisance rénale, des poussées œdémateuses aiguës du poumon par péri-aortite.

Ce diagnostic a d'autant plus d'importance que la thérapeutique et la guérison lui sont entièrement subordonnées ; c'est parce qu'il y a souvent des aortites et des néphrites latentes qui peuvent entrer brutalement en scène par un œdème aigu du poumon ; c'est parce que chez un goutteux, par exemple, on peut avoir une tendance à rattacher cet accident à la goutte seule, à une sorte de manifestation métastatique, et que la thérapeutique peut errer ainsi dans une fausse voie. Or, souvent chez les goutteux présentant brusquement ces phénomènes jusqu'alors inexpliqués ou mal expliqués de poussées congestives ou œdémateuses, on trouve une aortite ne se manifestant souvent que par le seul retentissement clangoreux du second bruit à droite du sternum, ou encore une de ces néphrites artérielles évoluant silencieusement sans hydropisies, avec quelques traces d'albumine qui peuvent même faire défaut. Chez ces malades, le traitement de la goutte ne fait rien ; le traitement de la cause fait tout.

L'issue favorable dépend de la promptitude de l'action thérapeutique. L'inondation œdémateuse, dans la forme suraiguë, détruit tout sur son passage : les cloisons alvéolaires se rompent, quelques lambeaux de l'endothélium se détachent, et les capillaires sont comprimés d'une façon presque complète. C'est là une double dyspnée, par défaut d'air et par défaut de sang, et le danger est de tous les instants parce que l'œdème aigu peut conduire et équivaloir, par ses conséquences à la suppression de l'alvéole pulmonaire.

Dans ces cas si graves, en apparence comme en réalité, une décision prompte, énergique, urgente s'impose : il faut ouvrir aussitôt largement la veine, sans crainte de la syncope et malgré l'aspect blafard du malade ; car, ce n'est pas la syncope qui le menace, c'est l'asphyxie, comme dans certains accidents gravido-cardiaques (Huchard).

CHAPITRE V

PRONOSTIC

Le *pronostic* de ces accidents pulmonaires est toujours sérieux. L'œdème aigu du poumon détermine
rapidement la mort par asphyxie (se reporter au chapitre d'anatomie pathologique); de plus, il peut se reproduire à intervalles très rapprochés. MM. Huchard,
Dieulafoy, Renaut et Rigal ont vu cinq ou six attaques
éclater en quelques mois, chez le même malade ; une
première atteinte ne devra donc pas inspirer trop de
sécurité, parce que le retour ultérieur des accidents
mettra de nouveau la vie du malade en danger. Une
intervention active peut seule atténuer la sévérité du
pronostic.

Les accidents pulmonaire passifs, pour n'être pas
immédiatement aussi graves que les accidents aigus,
doivent cependant inspirer au médecin de réelles
inquiétudes. Au même titre que les œdèmes périphériques, les altérations du poumon chez les cardiaques
indiquent une insuffisance du myocarde, d'autant plus
grave qu'elles sont elles-mêmes plus prononcées. Les
symptômes de l'œdème passif, au début, ne comportent
pas un pronostic très sérieux, parce que par une théra-

peutique raisonnée on peut, sinon enrayer, du moins atténuer le mal ; mais quand l'inspiration est devenue soufflante et ne s'accompagne plus que de râles très discrets ; quand la matité des bases est devenue très prononcée, on peut affirmer qu'il y a de la sclérose pulmonaire et que la lésion est trop avancée pour être susceptible d'une amélioration durable.

CHAPITRE VI

THÉRAPEUTIQUE

Au point de vue thérapeutique, il est absolument nécessaire de conserver la division clinique et pathogénique de l'œdème aigu, subaigu et chronique.

Œdème aigu. — Quelle que soit la cause de l'œdème aigu, congestif, il faut intervenir vite. Il faut désencombrer le poumon. Puis, si la notion pathogénique est bien déterminée et que la médication désobstruante ait fait gagner du temps ; il faut agir aussi de ce côté. La prophylaxie doit tendre à empêcher la formation des toxines ou à favoriser leur élimination.

Comme l'a montré M. Renaut, l'œdème aigu congestif gorge, au point de les faire éclater sous pression, les alvéoles d'un sérum si riche en globules blancs qu'ils se touchent tous dans l'exsudat ; qu'en outre, celui-ci contre-comprime les capillaires alvéolaires d'où il est issu et y annule toute circulation et tout acte respiratoire. Le seul moyen de rompre ce mouvement de flux sanguin vers les réseaux imperméables et sa dérivation fatale vers ce qui reste de réseaux alvéolaires encore pénétrables, c'est la *saignée générale.*

C'est là l'indication urgente, dominante. Malgré le refroidissement du malade, et malgré le collapsus imminent qui, au premier abord, pourraient paraître autant de contre-indications, il ne faut pas hésiter, mais agir sans perdre un instant, retirer 3oo ou 4oo grammes de sang ; là est le salut. Il faut avoir vu de près le merveilleux résultat que donne la saignée pour en comprendre toute l'importance. Il se produit chez le malade un changement à vue.

La saignée ne désobstrue pas les alvéoles occupés par l'exsudat. Elle ne rouvre pas de suite les réseaux vasculaires des alvéoles déjà lésés qui ont été contre-comprimés et rendus exsangues. Elle empêche l'envahissement progressif et souvent très rapide des portions saines du parenchyme pulmonaire par l'afflux sanguin qui ne trouve plus sa voie dans les parties lésées. Ceci explique la façon dont, abandonné à lui-même, l'œdème pulmonaire monte implacablement, en quelque sorte sous l'oreille de l'observateur, de la base au sommet. La saignée agit par choc en substituant brusquement un régime circulatoire nouveau à celui commandé par les circonstances pathogènes. Elle s'applique à toutes les variétés d'œdème pulmonaire, qu'il soit primitif ou amené par la fluxion collatérale au pourtour d'un point d'hépatisation pneumonique ou d'une masse néoplasique. Aussi notre maître, M. Jaccoud, comme le fait observer M. Renaut, a-t-il eu raison de dire que l'indication majeure de la saignée dans les affections aiguës du parenchyme pulmonaire, c'est la dysnée, qui dans l'espèce est amenée par l'envahissement subit d'un grand nombre d'alvéoles sains sous l'influence d'un œdème congestif plus ou moins étendu.

Comme adjuvants à la saignée, on pourra appliquer sur la base de la poitrine une couronne de ventouses scarifiées, des sangsues; dans les cas moins sévères des ventouses sèches et des sinapismes promenés sur les membres inférieurs, ces moyens créant une série de centres d'appel périphériques, des circulations substitutives. Le système nerveux est alors en quelque sorte trompé; on lui impose une série d'actions vaso-paralytiques qu'il ne peut pas ne point entretenir pendant un certain temps (Renaut).

Pour renforcer l'action du cœur, on interviendra non par les médicaments cardiaques (spartéine, digitale), mais par les excitants diffusibles (boissons alcooliques, champagne). Dans certaines circonstances, le bain froid, décongestionnant par excellence (surtout s'il s'agit d'œdème aigu dans les pyrexies avec hyperthermie), pourra être employé. Toutefois, le strophantus dans quelques cas d'œdème aigu a donné quelques succès.

Marc Grégor rapporte deux observations d'œdème des poumons survenu d'une façon subite et ayant déterminé des accidents d'un gravité exceptionnelle dans lesquelles la guérison fut obtenue par l'emploi de la teinture de strophantus. Dans le premier cas, l'œdème apparut dans le cours d'une pleurésie et d'une péritonite chronique, on donna une goutte de teinture de strophantus toutes les deux heures et la guérison survint en quatre jours.

Dans le second cas, l'œdème pulmonaire accompagnait une anasarque généralisée survenue au moment de la desquamation d'une scarlatine, avec anurie complète. Dans ce cas encore deux gouttes de teinture de strophantus données toutes les trois heures amenèrent rapidement la guérison.

Dans l'œdème aigu du poumon chez les individus atteints de bronchite diffuse, l'ipéca coup sur coup, avec la saignée, rend de grands services. Il ne faut pas oublier que l'on a affaire à des malades dont les reins sécrètent peu ou ne sécrètent pas. On usera donc de la caféine avec prudence en commençant par une injection de 10 centigrammes, quitte à la renouveler plusieurs fois dans les heures qui suivent. L'oxygène à grandes doses peut également rendre quelques services. On soutiendra les forces du malade au moyen de lait, de thé léger très faiblement alcoolisé.

On devra éviter, sur cette poitrine pleine de râles et qui paraît totalement encombrée, d'appliquer un vésicatoire, car le malade est, le plus souvent, un brightique, et l'action de la cantharide sur les reins ne ferait qu'aggraver la situation.

Le péril une fois conjuré, il ne faut pas perdre de vue son malade, mais prescrire le régime lacté absolu et surveiller de près la sécrétion urinaire ; on doit le traiter en un mot comme un brightique et lui recommander d'éviter avec le plus grand soin toute cause de surmenage et de refroidissement.

La morphine ne sera jamais employée, elle amène trop souvent, comme l'a montré M. Brouardel, des effets désastreux. Chez les aortiques, on combattra l'aortite retentissant sur les plexus nerveux cardio-pulmonaires, par une révulsion persistante sur la région pré-aortique, au moyen de cautérisation ponctuées ou de badigeonnages d'iode fréquemment répétés.

En Allemagne, les auteurs, se basant sur les expériences de Grossmaan (la muscarine chez les animaux, arrêtant le cœur en diastole et provoquant une infiltration œdémateuse aiguë du poumon), ont proposé par antagonisme physiologique l'atropine ; mais les insuccès successifs doivent faire abandonner cet agent thérapeutique. L'électrisation du nerf vague paraît logique et a donné quelques améliorations. Enfin, dans les œdèmes pulmonaires aigus du rhumatisme, le salicylate de soude pourra logiquement être administré après la saignée.

M. Huchard tente de remplir les indications fournies par sa théorie pathogénique : par une large saignée faite en temps opportun, puis, pour combattre le collapsus cardiaque, il recommande les injections de caféine, et surtout celles d'huile camphrée, qui remplacent si avantageusement celles d'éther.

Pour combattre les troubles d'innervation cardio-pulmonaire, et surtout l'état parétique des bronches et du diaphragme qui apparaît le plus souvent à la seconde phase de la crise œdémateuse et qui est l'une des causes les plus puissantes de la terminaison fatale, on peut avoir recours aux préparations de strychnine, surtout en injections hypodermiques. Car, il faut agir résolument et rapidement, et l'une des conditions principales du succès de la thérapeutique est de savoir surpasser le mal en vitesse.

Pour prévenir les troubles d'innervation, il faut combattre la péri-aortite par des cautérisations à la région sterno-costale, et aussi par l'application de cautères et de ventouses scarifiées à ce niveau.

Le maintien de la diurèse par le régime lacté exclusif, par la théobromine à la dose de $1^{gr},50$ à 3 grammes par jour, est une indication thérapeutique des plus importantes contre une complication redoutable provoquée souvent par l'intoxication de l'organisme. C'est pour cela que les vésicatoires sont absolument contre-indiqués, parce qu'ils pourraient contribuer pour leur part à augmenter l'insuffisance rénale.

L'existence de l'œdème aigu du poumon survenant au cours de la grossesse comporte une double indication : l'une qui est relative à l'état des voies respiratoires et de la circulation ; l'autre à la présence de l'utérus gravide, c'est dire que le traitement sera à la fois médical et obstétrical (Vinay). Le régime lacté conseillé à toutes les cardiopathes qui deviennent enceintes, devient d'une nécessité absolue dès que ces malades présentent de l'albuminurie (Jaccoud). L'œdème aigu pulmonaire est chez elles d'ordre toxique : il faut donc entourer la fonction rénale de soins pieux. Dès que l'œdème pulmonaire apparaît, il faut, ici, comme dans tous les cas semblables, avant toute thérapeutique médicamenteuse, ouvrir la veine et pratiquer une saignée de 200 à 300 grammes : la quantité de sang retirée doit être proportionnelle, non pas à la résistance supposée du sujet, mais à l'intensité de la dyspnée, aux menaces plus ou moins grandes d'asphyxie. On fera ensuite une

révulsion énergique sur le tronc et les membres inférieurs, au moyen de ventouses sèches et d'applications
sinapisées. On y joindra l'usage des excitants diffusibles,
et plus particulièrement de l'alcool à haute dose, du
champagne.

Après avoir combattu les symptômes d'une gravité
immédiate tels que la dyspnée, l'asphyxie et le collapsus cardiaque, il faudra provoquer l'évacuation de l'u-
térus par les moyens les plus rapides (ballon de Champetier de Ribes). Il faut intervenir, et l'intervention
doit être hâtive, parce que les accidents causés par l'œ-
dème aigu du poumon sont plus redoutables que ceux
qui résultent de l'éclampsie. Une dernière considération
qui doit engager l'accoucheur à faire œuvre de ses
mains, c'est la possibilité, quand la grossesse est arrivée au septième mois, de sauver la vie de l'enfant. Les
chances de salut seront d'autant plus grandes pour ce
dernier qu'il aura respiré moins longtemps un sang
insuffisamment hématosé et qu'il aura moins participé
à l'asphyxie maternelle (Vinay).

Œdème subaigu. — L'œdème congestif atténué
des aortiques, des brightiques, est justiciable des
mêmes moyens thérapeutiques que l'œdème aigu congestif. Mais ici l'intensité de l'intervention peut ne plus
être aussi violente : les ventouses scarifiées, les sangsues, etc., pourront suffir. Dans l'œdème subaigu,
brightique, l'élimination et la destruction des toxines
deviennent les principales indications. On interviendra
par le régime lacto-végétal, l'oxygène et les toniques
du cœur. Dans les maladies aiguës, comme la fièvre

typhoïde, la variole ; l'affaiblissement myocardique sera combattu, non par la digitale, mais par le strophantus. Les bains froids ou chauds faciliteront l'élimination des toxines.

La digitale, dans les œdèmes pulmonaires subaigus des cardiopathes rendra des services, surtout si on lui adjoint le lait et la lactose. Mais il faut bien savoir que dans les affections chroniques du cœur ou du rein, l'efficacité de ces moyens n'a qu'un temps. Un moment viendra où, par suite de l'affaiblissement progressif du cœur, l'œdème ne rétrocèdera plus. Il s'installera d'une façon définitive et pour peu que le malade survive encore pendant quelque temps à l'œdème jusque-là purement transsudatif, succèderont l'œdème diapéditique, puis hématique, et enfin la sclérose du poumon (Renaut).

Œdème chronique. — Comme l'a si bien indiqué M. le professeur Renaut, il n'est pas au pouvoir du thérapeute d'empêcher l'évolution du processus de l'œdème qui relève d'un obstacle mécanique au cours du sang, obstacle qu'à un moment donné, il est impossible, par un moyen quelconque de lever. L'ambition du médecin se bornera à tenter d'atténuer les effets de cet obstacle et à ralentir la marche du processus.

Les précautions hygiéniques ont ici un grand rôle : repos physique complet, choix d'une profession sédentaire, soin d'éviter tous les travaux de force, existence calme à l'abri des intempéries pour éviter les bronchites, protection du tégument contre les variations de température. La digitale ne deviendra le moyen héroïque qu'à la période ultime, contre l'insuffisance du muscle cardiaque. Avant cette période, on luttera contre la congestion du poumon au moyen des révulsifs appliqués sur la paroi thoracique (ventouses sèches, sinapismes, pointes de feu), contre la bronchite par les moyens ordinaires employés en cette circonstance. Mais lorsque la compensation sera rompue, on aura recours aux médicaments cardiaques (digitale, strophantus, caféine). Les poussées d'œdème aigu seront combattues par la saignée.

CONCLUSIONS

L'œdème pulmonaire obéit; comme l'a montré
M. Renaut, aux lois qui régissent l'étiologie, l'évolution
et les lésions anatomiques de l'œdème en général.
Aigu, il est d'ordre toxique, réflexe ou mécanique. Le
désordre initial ou ultime est toujours d'ordre nerveux,
portant sur une partie centrale ou périphérique de l'appareil vaso-moteur pulmonaire; pourtant, il est incon-
testable que l'élément mécanique (*a vacuo*) domine au
début dans la pathogénie de l'expectoration albumineuse, il en est de même de l'affaiblissement brusque
de la paroi ventriculaire gauche dans quelques faits
d'œdème pulmonaire aigu au cours des cardiopathies
artérielles. Le rôle des toxiques endogènes ou exogènes
influençant directement le système nerveux central est
toutefois le plus important, qu'il s'agisse de brightiques,
de fébricitants, etc. L'existence de l'œdème aigu pulmonaire d'origine aortique, d'ordre réflexe, nous paraît
hors de contestation et il est inutile d'incriminer quand
même l'auto-intoxication, alors qu'il suffit d'une simple
irritation mécanique par la péri-aortite des expansions
périphériques du système vaso-moteur pulmonaire pour

expliquer la venue de l'œdème aigu. Que l'excitant soit mécanique ou toxique, tous les auteurs s'accordent pour admettre un point de départ nerveux.

Quant à l'œdème chronique pulmonaire, il passe par les phases de tout œdème : transsudative, diapédétique, hématique et scléreuse pour aboutir ainsi à la destruction fonctionnelle de l'organe.

OBSERVATIONS

Œdème pulmonaire aigu, d'origine névropathique.

OBSERVATION I (1).

Myélite ascendante subaiguë. — Mort rapide par œdème
pulmonaire.

Le nommé Déb..., Jean-Baptiste, âgé de 52 ans, frotteur de
parquet, entré le 6 mars 1897, salle Jenner, lit n° 15.

Antécédents héréditaires. — Le père de D... est mort de
vieillesse. Sa mère est en bonne santé à 72 ans. Ni l'un ni l'autre
n'ont eu de maladie nerveuse.

Antécédents personnels. — D... n'a eu comme maladie antérieure qu'une grippe à détermination pleuro-pulmonaire gauche
il y a huit mois, qui fut de courte durée, mais qui a laissé des
reliquats anatomiques pleuraux dont nous parlerons plus tard.
A part cela, D... n'a jamais été malade, il n'a jamais eu de syphilis ni de paludisme. Il n'a pas fait d'excès de boisson et de
tabac. On ne constate pas de traumatisme à la région lombo-
dorsale. Il n'a jamais eu ni angine, ni érysipèle, ni aucune affection
ulcéreuse de la peau ou des muqueuses. Il déclare avoir fait des
excès vénériens. D... a deux enfants qui sont bien portants.

Lui-même s'est toujours bien porté, il n'a jamais cessé de
travailler. Quelquefois, les jours où il avait beaucoup frotté,
D..., qui est droitier, ressentait des douleurs musculaires dans
les lombes et une sensation de fatigue très prononcée dans la
jambe droite. Le lendemain, après s'être reposé la nuit, toute
trace de malaise avait disparu.

D... n'a jamais eu de fourmillements ni de picotements dans ce
membre qui ne présente pas d'atrophie musculaire.

---

(1) Les observations sans désignation de nom d'auteur nous sont person-
nelles et ont été recueillies dans le service de M. le professeur Jaccoud, à
l'Hôpital de la Pitié.

Fouineau.

Le samedi 27 février, après une longue et pénible journée de travail, il monte, étant en sueur, sur l'impériale d'un tramway et reçoit la pluie durant le trajet d'Ivry à Paris. Pendant ce trajet, il eut froid et frissonna à plusieurs reprises. En arrivant chez lui, il fut pris d'un grand malaise, il était abattu, très fatigué, n'avait pas d'appétit et se coucha. La nuit se passa bien, il ne ressentit que de légers fourmillements dans les orteils. Le dimanche 28, à six heures du matin, D... voulut se lever, il s'aperçut que ses jambes étaient faibles, molles, et qu'elles le portaient difficilement. Il voulut uriner, mais il ne put satisfaire ce besoin qu'au prix de violents efforts et encore la quantité d'urine qu'il rendit fut peu considérable. A huit heures, malgré tous ses efforts, il ne put uriner. La paralysie continua son œuvre progressivement et à midi ayant fait appeler un médecin, celui-ci constata l'existence d'une rétention totale des urines et la paralysie complète des membres inférieurs. D... n'avait pas ressenti et ne ressentait pas de douleurs dans les masses musculaires, le long des troncs nerveux, ni au niveau des articulations. Les sensibilités tactile et thermique étaient intactes.

Cette paralysie flasque fut le seul phénomène qui dura jusqu'au 5 mars avec de la paralysie de la vessie et de l'ampoule rectale. L'appétit n'était pas diminué, D... n'avait ni insomnie, ni fièvre. Excepté ceux des membres inférieurs, tous les muscles avaient conservé leur intégrité. Chaque jour, à deux reprises, il fallait sonder le malade pour le faire uriner. Comme cette opération ne se faisait pas aseptiquement, le troisième jour, apparut de la pyurie.

Le 25 février, il vit apparaître des phlyctènes au niveau de la plante du pied droit, du bord externe du pied gauche, du grand trochanter gauche et de la fesse du même côté. Les masses musculaires du membre droit ont subi un amaigrissement notable.

Le 6 mars, D..., ne voyant aucune amélioration se produire dans son état général, se décide à entrer à l'hôpital.

D... est un homme fort, bien musclé, grand et très robuste. L'examen du cœur et des poumons ne fait rien percevoir d'anormal. On ne constate pas de tachycardie, ni de dyspnée. Les autres viscères sont également normaux.

On ne trouve ni sucre, ni albumine dans les urines qui sont fortement ammoniacales, fétides et purulentes. D... que l'on est obligé de sonder trois fois par jour urine environ 1 litre par 24 heures.

Les artères ne sont pas indurées, elles sont souples et l'on ne constate pas d'hypertension artérielle. En dehors de la paralysie de l'ampoule rectale, cause de la constipation opiniâtre, le tube digestif est normal. On ne trouve aucune lésion bucco-pharyngée ni gastrique. Le foie et la rate n'offrent aucune particularité anormale. Les facultés intellectuelles sont intactes. D... est un homme intelligent qui raconte avec précision les différentes étapes de sa maladie. Il considère son affection comme une simple indisposition, parce qu'il ne ressent aucune douleur et que tout se trouve localisé aux membres inférieurs. Les mouvements du globe oculaire ont lieu normalement; de même la pupille réagit à l'accommodation et à la lumière. D... n'a pas de diplopie. On ne trouve pas chez lui de dysphagie, de trouble de la parole, ni de la mastication.

Les muscles de la face, la langue, ne sont le siège d'aucun frémissement, d'aucun tremblement. La tête se meut facilement dans toutes les positions. Les muscles du cou ont conservé leur volume et leur puissance. Les masses musculaires des membres supérieurs n'ont subi aucune altération pas plus d'ailleurs que les muscles de l'abdomen et de la masse sacro-lombaire. D... les contracte violemment pour se mettre dans la position demi-assise, ou pour passer de cette dernière à la position horizontale, sans s'aider des mains.

Il y a un contraste frappant entre l'intégrité de tout le système musculaire de la ceinture abdomino-thoracique, du diaphragme, des membres supérieurs, du cou et de la tête et la flaccidité des membres inférieurs. Ils sont inertes, reposent sur le plan du lit par leur face externe et D... est incapable de leur imprimer le moindre mouvement. Les réflexes sont abolis, mais sous l'influence d'un pincement énergique les muscles se contractent. Le réflexe crémastérien persiste.

Les sensibilités au tact, à la douleur, à la température, à l'électricité, sont intactes et le malade localise très bien, les yeux fermés. Il n'existe aucun phénomène douloureux, soit dans les membres, soit au niveau des articulations qui sont intactes.

La peau n'est pas violacée ; elle a conservé sa température normale, elle n'est le siège d'aucune ecchymose, d'aucune tache purpurique, d'aucune éruption. La sueur n'a subi aucune modification.

A la plante du pied droit, on voit deux phlyctènes de la largeur d'une pièce de 5 francs ; elles ne sont nullement douloureuses.

Au bord externe du pied gauche se trouve également une phlyctène, mais plus petite.

Sur la fesse gauche se trouve une escarre en voie d'évolution.

Toutes ces lésions sont pansées avec des compresses imbibées d'hydrate de chloral.

On donne à D... 2 grammes d'iodure de potassium et le régime lacté.

Le 10 mars, l'état est resté stationnaire, quelques soubresauts perçus dans les orteils.

Le 16 mars, les masses musculaires des membres inférieurs, molles, flasques, diminuent de volume. Cette atrophie est plus marquée à droite qu'à gauche.

La peau devenue trop large fait un énorme pli.

Les selles ne se produisent qu'avec des purgatifs drastiques. La rétention d'urine continue, les urines deviennent poisseuses, gluantes.

Le 20 mars, l'escarre du grand trochanter gauche, tout en restant superficielle, s'est notablement agrandie. Elle a 5 à 6 centimètres de diamètre. Une escarre sacrée est survenue.

Le 21 mars, D... ressent des fourmillements dans les orteils. La sensibilité tactile et douloureuse est émoussée dans l'étendue des deux membres inférieurs.

La verge est douloureuse par suite du développement d'une urétrite.

Le 26 mars, l'état général reste bon, mais D... éprouve une sensation de poids, de tiraillements au niveau des deux aines. L'atrophie des deux membres inférieurs fait des progrès continus. La peau semble être un sac trop large pour contenir les fémurs et les os des jambes à peine garnis de reliquats musculaires. A la face antérieure de la cuisse, au-dessus de la rotule, la saillie normale du quadriceps est remplacée par une concavité. Toutes les sensibilités sont émoussées ; mais il n'y a ni demi-anesthésie, ni anesthésie en plaques, ni zone d'hyperesthésie. La sensibilité à la douleur paraît être la plus diminuée. Le tact est perçu mais tardivement. Aucun phénomène anormal sur le reste du corps.

Le 27 mars, dans la matinée, le malade se plaint d'une sensation de froid dans les lombes et au niveau de la paroi abdominale. Il lui est impossible de se placer demi-assis, il retombe lourdement sur le dos si on l'abandonne dans la première position. La paralysie a incontestablement gagné un segment médullaire supérieur. Toutefois le diaphragme se contracte bien, les espaces intercostaux ne sont pas le siège d'une dépression inspiratoire. Les muscles des membres supérieurs, du cou et de la tête sont intacts. Pas de dysphagie, de trouble de la parole, de dyspnée ou de tachycardie. D... ressent un malaise indéfinissable. L'après-midi se passe sans incident. A 8 heures du soir il boit son lait sans difficulté, cause avec ses voisins, ne paraît nullement en danger. A 10 heures, il est subitement en proie à une dyspnée intense, il est pâle, couvert de sueur. Pourtant il cause, se sert de ses bras pour rester demi-assis, se plaint d'étouffer, d'expectorer des mucosités en masse, mais avec beaucoup de difficultés. On lui donne du sirop d'éther qu'il absorbe bien. D... n'a pas de vomissements. L'asphyxie fait des progrès rapides, les extrémités deviennent violacées et D... meurt à 11 heures et demie en pleine connaissance.

Autopsie. — *Cavité thoracique.* — Les deux poumons sont volumineux, gonflés, congestionnés à l'extrême. Le poumon gauche présente des adhérences pleurales anciennes. Sur la plèvre droite on voit disséminées des plaques ecchymotiques, comme dans les asphyxies suraiguës. Des coupes s'échappe un liquide sanguinolent, aéré, spumeux, extrêmement abondant. Il semble que le parenchyme pulmonaire ait été injecté sous forte pression. Pas d'infarctus, pas d'hémorragie diffuse. Des parcelles du parenchyme surnagent ; en aucun point il n'y a d'hépatisation. Il y a eu là une congestion suraiguë avec œdème exsudatif simple. Les ganglions du hile pulmonaire ne sont pas hypertrophiés. Le cœur droit est distendu par un caillot cruorique énorme qui se prolonge dans la veine cave inférieure. Pas de lésion valvulaire ni péricardique. Aorte athéromateuse.

Cavité abdominale. — Le foie (1,670 grammes) est congestionné. La rate est grosse (220 grammes), congestionnée, non ramollie. Il en est de même des reins qui, à part cette lésion congestive, sont peu intéressés. La vessie, les uretères sont dilatés et remplis d'une urine purulente.

Le tube digestif, le pancréas, les capsules surrénales n'offrent aucune altération. En aucun point on n'a pu trouver un foyer de suppuration latent.

Cavité cranio-rachidienne. — La masse encéphalique (cerveau, cervelet et bulbe) est saine.

La dure-mère rachidienne n'offre, comme le canal ostéo-ligamenteux, aucune altération. Cette membrane incisée, on constate une hyperémie manifeste du feuillet pie-mérien, surtout dans la région dorsale. L'aspect extérieur du névraxe ne décèle aucun désordre anatomique. (Pas d'hypertrophie, ni d'atrophie segmentaire, pas de ramollissement partiel avec effondrement de la bouillie médullaire). Les coupes pratiquées dans toute l'étendue de la moelle permettent, au contraire, de mettre en évidence une zone occupant la partie moyenne du segment dorsal profondément lésé. Tandis que sur tous les autres points les surfaces de coupe n'offrent aucune lésion, ici la disposition normale est complètement changée. Toute la partie centrale du segment malade qui a une étendue de 4 à 5 centimètres est ramollie, diffluente et ressemble à un abcès qui vient faire saillie entre les lèvres de l'incision. La partie ramollie est limitée par une zone blanche, plus ferme, irrégulière, tomenteuse. Il y a là un véritable foyer de nécrose embrassant plus particulièrement la substance grise. Pas d'hémorragie en foyer. Sur plusieurs coupes, des vaisseaux volumineux gorgés de sang apparaissent et tranchent par leur coloration carminée sur le fond blanc grisâtre du tissu ramolli. Le foyer de ramollissement nécrotique ne cesse pas brusquement ; ses limites supérieure et inférieure se confondent insensiblement avec le parenchyme sain. Les racines rachidiennes qui partent de cette région sont plus petites, toutes les autres paires ont leur apparence habituelle. Les troncs nerveux du crural sciatique ne sont le siège d'aucune lésion macroscopique. Les masses musculaires atrophiées sont plus pâles, non infiltrées de graisse.

Des cultures ont été faites après stérilisation des surfaces, soit avec les masses cérébrale et bulbaire ; soit avec les trois segments médullaires cervical, dorsal et lombaire. Les tubes de culture ensemencés avec la substance cérébrale et bulbaire, avec les portions médullaires cervicale et lombaire sont restés stériles ou ont donné des colonies de bacterium-coli. Tous les tubes ensemencés avec la partie médullaire ramollie (aérobie ou anaérobie) ont donné un streptocoque qui, sur les milieux solides ou liquides et dans ses réactions colorantes, s'est comporté comme le streptocoque pyogène. Inoculé à l'oreille d'un lapin, il a donné un érysipèle expérimental caractéristique.

L'examen lamellaire du tissu nerveux nécrosé (Gram) avait montré des microcoques disséminés très rares.

OBSERVATION II.

Lévi Léopold, in *Archives Générales de Médecine*, octobre 1895.

Congestion œdémateuse pulmonaire aiguë primitive. — Expectoration sanglante. — Asphyxie. — Saignée. — Guérison. — Stigmates d'hystérie.

C. . (Eugène), âgé de 21 ans, entre le 23 juin 1895, salle Magendie, lit n° 6, dans le service du Dr Hanot, à l'hôpital Saint-Antoine.

Antécédents héréditaires. — Les grands parents paternels

sont morts l'un à 67 ans, l'autre à 84 ans. Ils ne présentaient pas d'affection nerveuse.

Le grand-père maternel est mort à 47 ans, il était de tempérament nerveux, et s'adonnait à la boisson.

Un oncle du malade est sujet à des attaques d'hystérie.

Le père du malade est âgé de 60 ans. Il n'a jamais fait de maladie importante. Il est irascible, avait autrefois des pleurs faciles.

La mère est bien portante, n'est pas nerveuse.

Antécédents personnels. — C... (Eugène) est le cinquième de six enfants, tous vivants sans tare névropathique.

Il a eu une seule maladie dans l'enfance, une coqueluche à l'âge de 3 ans, qui a duré huit mois.

Début. — Le début apparent de la maladie s'est produit le samedi 22 juin 1895, mais depuis l'avant-veille, C... était mal en train, il se plaignait de mal de tête, de malaise, et cependant mangeait, dormait, s'occupait comme d'habitude. Il travaille dans la ferraille et a une force assez grande à déployer.

Le samedi, il fit toute la journée son ouvrage, dîna d'assez bon appétit. Il ne s'exposa à aucune cause de refroidissement.

Vers neuf heures du soir, il fut pris d'une sensation angoissante de dypsnée si atroce qu'il demandait à son père « un rasoir pour s'ouvrir la poitrine ».

Il passa toute la nuit sans dormir. Il se tournait de côté et d'autre, cherchant une position dans laquelle il pût respirer. « Vous l'auriez pris pour un fou », nous dit son père. Un moment il s'assoupit et se mit alors à rêvasser tout haut.

Le lendemain, on le conduisit à l'hôpital Saint-Antoine dans le courant de l'après-midi.

Pendant le trajet, il commença à cracher du sang.

C... boit environ un litre de vin par jour, une absinthe de temps à autre. Parfois, le samedi, il fait quelques libations. Les nuits sont en général agitées par de nombreux rêves; le malade fait des chutes dans des précipices.

Il est d'un tempérament nerveux. Son caractère est inégal : il éprouve des joies et des tristesses sans motif. Il est irascible, blémit quand il se met en colère. Sous l'influence d'un contrariété, il a la sensation d'une boule qui remonte le long de l'œsophage. Il rit parfois aux éclats pour une raison futile.

Examiné au point de vue de l'hystérie, après sa guérison, il se montre atteint d'un léger rétrécissement concentrique du champ visuel du côté droit (60° en haut). Le réflexe cornéen est aboli de ce côté. L'ouïe est diminuée du côté droit.

Hypoesthésie du côté droit. Dans la région des fosses sus et sous-épineuses droites, sur le moignon de l'épaule, au niveau du lobule de l'oreille, la sensibilité a presque complètement disparu.

A son entrée, 23 juin soir, la température a été de 39°,8. Il existe 86 respirations à la minute.

On lui fait poser des ventouses sèches sur la poitrine et on lui pratique alternativement, toutes les trois heures, une injection d'éther et de caféine.

Le malade ne dort pas la nuit.

24 juin. — C... présente un visage blême, avec cyanose des lèvres. La face est couverte de sueur. Pas d'œdème des membres inférieurs, ni d'aucun point du corps.

Le malade est en proie à une orthopnée suffocante, mais il ne reste pas arc-bouté dans son lit. Il agite les membres et son corps en tous sens.

La température est à 38°,2.

On compte 85 respirations à la minute.

Le pouls est petit, régulier, à 126.

Il n'existe ni albumine, ni sucre dans l'urine. Urobilinurie légère.

Le malade a une expectoration très abondante, formée de sang comme délayé dans de la sérosité.

L'auscultation révèle, dans l'étendue des deux poumons, une inspiration et une expiration courtes et rudes. Nombreux râles humides à fines bulles (râles sous-crépitants fins) disséminées, avec prédominance du côté droit.

Peu de râles du côté gauche.

On n'entend pas de rhonchus sonores sibilants et ronflants.

L'auscultation du cœur est impossible; les bruits cardiaques sont masqués par le murmure respiratoire.

La rate n'est pas appréciable.

La palpation révèle de la douleur dans l'hypocondre droit et la fosse iliaque droite.

Nous ne constatons pas, à l'examen bactériologique des crachats sanglants, l'existence de bacilles de Koch.

On continue les ventouses sèches, une potion cordiale, une potion de Todd, du café, des injections alternatives d'éther et de caféine toutes les deux heures.

25 juin. — L'état s'est peu modifié.

La température a été hier soir de 38°,8. Elle est ce matin de 37°,6.

Le pouls est à 114.

85 respirations à la minute.

Le malade a émis, dans les vingt-quatre heures, 900 grammes d'urine qui contiennent ce matin une petite quantité d'albumine.

Il est toujours en mouvement, parle d'une voix entrecoupée, n'a pas de délire, reconnaît ses parents qui viennent le voir.

Il boit du lait et ses potions.

Il n'a pas dormi la nuit.

Toutes les 10 respirations environ, à la suite d'un effort de toux, il crache. Son expectoration est toujours très abondante, séreuse, mêlée de sang.

L'auscultation révèle les mêmes signes: absence de râles sonores et de souffle.

Inspiration et expiration courtes. Râles sous-crépitants à droite.

Outre le traitement précédent, on prescrit une injection de morphine de 1 centigramme,

26. — Le malade a été assoupi cette nuit sous l'influence de la morphine.

Ce matin, temp. 37°,6, hier soir 37°,7.

P. 120.

Urines, 1,500 grammes.

La dyspnée a encore augmenté. On compte 100 respirations à la minute.

Le malade est assis sur son lit, en proie à une angoisse pénible, le fond du visage pâle avec cyanose des lèvres, du nez, et des lobules de l'oreille.

Sueur abondante de la face.

Il est décidé qu'une saignée sera faite à la fin de la visite.

Mais au cours de la visite, le malade pousse des cris anxieux, semble étouffer. La saignée est faite aussitôt, et retire 300 grammes de sang environ.

Sous cette influence, le malade s'est senti soulagé. Il parle plus facilement, il expectore moins.

Le 27. — La température a été de 38°,4 hier soir, de 38°,2 ce matin.

La respiration est tombée à 60.

L'expectoration est bien moins abondante, mêlée de quelques stries rougeâtres.

Les urines sont plus claires. L'albumine a disparu.

On fait appliquer 10 ventouses scarifiées au niveau du thorax postérieur qui retirent 250 grammes de sang environ.

Le 28. — La température est aux environs de 38°.

Il existe 36 mouvements respiratoires à la minute. Le visage n'est plus cyanosé. La nuit a été meilleure. A 2 heures du matin, le malade a été pris d'une abondante épistaxis.

Les signes d'auscultation et d'expectoration ont disparu.

Le 29. — La tempér. est à 37°, la respir. à 20 à la minute, le pouls à 90, le malade a dormi, boit son lait, est convalescent.

Il quitte l'hôpital le 2 juillet en bon état, et a continué à se bien porter depuis.

Il s'agit, en somme, d'un jeune homme de 21 ans, ayant des antécédents nerveux héréditaires, présentant les stigmates hystériques, qui, au cours d'un état de malaise, fut pris d'orthopnée suffocante accompagnée d'expectoration sanglante. La cyanose était vive, l'asphyxie imminente.

Une saignée calma la dyspnée, le malade guérit.

Cette observation a un intérêt pratique et doctrinal.

A voir la dyspnée formidable, l'expectoration sanglante, la disproportion entre les symptômes fonctionnels et les phénomènes stéthoscopiques, la question d'une tuberculose aiguë à forme granulique se posait. Pour trancher la question, nécessité était de faire la recherche des bacilles de Koch, dans les crachats. Il est de règle de trouver le bacille dans les hémoptysies même du début de la tuberculose. Le fait est admis actuellement. Nous avons eu, pour notre part, l'occasion de le vérifier en diverses circonstances, chez des malades du service de notre maître, M. le Dr Hanot. L'existence de bacilles dans l'expectoration aurait fourni un renseignement absolu. Leur absence n'avait que la valeur relative d'un fait négatif. Si le diagnostic ne pouvait être définitif, il fallait appliquer, en ce qui concerne la thérapeutique, l'adage général : « Choisir toujours, au point de vue du traitement, le diagnostic qui serait le plus favorable au malade ».

D'ailleurs, dans ce cas, sans tenir compte de la recherche des bacilles, un fait était frappant. C'était la façon de réagir du malade à sa dyspnée. « Donne-moi un rasoir, pour que je m'ouvre la poitrine », avait-il dit à son père, au moment où les phénomènes avaient apparu.

Dans son lit, il agitait son corps dans tous les sens. Sa dyspnée angoissante, qui alla néanmoins jusqu'à l'asphyxie réelle, pouvait paraître, en partie, nerveuse.

En dehors de la question de diagnostic, ce fait clinique est remarquable :

Par la brusquerie du début de la dyspnée, l'intensité de la dyspnée (jusqu'à 100 respirations à la minute), la cessation rapide des phénomènes sous l'influence d'une saignée générale et locale.

L'urobilinurie que présenta le malade est la règle au cours des affections fébriles chez les buveurs.

Quant à l'albuminurie légère, transitoire, fut-elle liée à l'état général, à la dyspnée, à une paralysie vaso-motrice du rein ?

Il est une albuminurie dans les irritations violentes du système nerveux central et périphérique.

Œdème pulmonaire aigu, d'origine aortique.

Observation III.

Huchard, in *Revue internationale de médecine et de chirurgie*,
novembre 1895.

Il y a quelques semaines, j'observais en ville un malade
âgé de 44 ans, atteint, depuis quinze ans environ, d'une *insuffisance aortique* d'origine rhumatismale. Mais il est utile d'ajouter
que depuis plusieurs années déjà, le système artériel commençait
à subir la dégénérescence scléro-athéromateuse. Les artères temporales devenaient de plus en plus saillantes, les artères radiales
dures et résistantes au toucher, la tension vasculaire très augmentée, les artères sous-clavières surélevées. Depuis quelques
mois, à la longue phase latente de son affection aortique avait
succédé une période tourmentée par des accidents divers, peu
importants d'abord en apparence : dyspnée d'effort et à paro-
xysmes nocturnes, quelques vagues douleurs précordiales survenant surtout par la marche, de temps à autre très légère quantité
d'albumine dans les urines, un peu d'œdème des membres inférieurs.

Un jour, tout à coup la dyspnée s'accuse, différente de ce
qu'elle était auparavant, la face est pâle avec quelques sombres
plaques de cyanose sur les joues, une toux incessante s'installe
suivie d'un crachotement continuel, puis d'une expectoration
spumeuse, un peu rosée, tellement abondante qu'en deux ou trois
heures plusieurs crachoirs sont presque remplis. En même temps,
je constate pour la première fois, à la partie moyenne de la poitrine et à gauche, un foyer de râles crépitants très fins qui ne
tardent pas à gagner une partie du sommet pulmonaire. Tout
cela disparaît après quelques jours. Mais cet accident était déjà

un sévère avertissement, il se reproduisit encore à plusieurs reprises ; bientôt les râles envahirent les deux poumons de leur partie moyenne ou de la base au sommet, et le malade succomba en quelques semaines au milieu de symptômes asphyxiques.

Qu'avait-il eu ? Une complication très importante, plus fréquente qu'on est généralement disposé à le croire, et qui passe souvent inaperçue : *un œdème aigu du poumon*.

Pour vous en donner la preuve, je vais emprunter une observation tout à fait démonstrative avec autopsie, à la communication que j'ai faite naguère sur ce sujet à la Société médicale des hôpitaux.

Dernièrement, venait mourir dans mon service un homme âgé d'une soixantaine d'années, que j'avais déjà reçu à plusieurs reprises dans mes salles, pour des accès d'oppression nocturne et une dyspnée d'effort, symptomatiques d'une artério-sclérose cardio-aortique. La veille, ce malade avait été pris subitement d'un accès très violent de dyspnée, et en vingt-quatre heures, il succombait au milieu des symptômes asphyxiques. Ici, l'expectoration était peu abondante, elle s'était même supprimée complètement en raison de la bronchoplégie et de la parésie du diaphragme dont il était atteint. La sonorité de la poitrine était partout exagérée (emphysème aigu), et cependant l'auscultation faisait constater une quantité considérable de râles fins, très serrés, qui avaient envahi comme un flot montant, les deux poumons de la base au sommet. La température était normale.

Je portai le diagnostic d'œdème aigu du poumon, et non de congestion pulmonaire.

A l'autopsie, nous trouvons les reins normaux, et constatons seulement au cœur l'existence d'une aortite chronique avec dilatation de l'aorte. Les poumons, d'un gris légèrement rosé, d'une consistance molle et peu élastique, étaient très volumineux, comme turgides, avec des empreintes costales très accusées ; ils étaient le siège d'un emphysème récent et très étendu ; nulle part on ne trouvait de véritable congestion pulmonaire, excepté aux bases. Mais, à la coupe, il y avait une véritable inondation œdémateuse du parenchyme, un liquide abondant aéré et spumeux sortant en quantité considérable, comme un ruissellement de sérosité, lorsqu'on pressait même légèrement le tissu pulmonaire entre les doigts.

OBSERVATION IV.

LESAGE, *Th.*, Paris, 1896.

Aortite. — Œdème pulmonaire aigu. — Mort subite.

(Due à l'obligeance de M. le professeur agrégé Thoinot, juillet 1896).

Le 22 juillet 1896, Jean P..., âgé de 40 ans, était en visite rue Dragon. Il était mal à l'aise depuis la veille, se plaignant de courbature et de lassitude générale. Son malaise augmentant il se rendit chez un pharmacien, acheta une potion et revint chez ses amis. Quelques minutes plus tard il tombait sans connaissance et expirait.

On ne lui connaissait aucune maladie.

Autopsie médico-légale. — L'examen extérieur ne révèle aucune trace de violence, aucune ecchymose.

A l'ouverture du cadavre, les poumons se présentent saillants, très volumineux, comme gonflés, et de leur coupe s'échappe une quantité énorme de spume ; les poumons constituent une véritable éponge d'écume. Celle-ci apparaît à la bouche où elle forme champignon.

Il existe un exsudat pleural sanguinolent de 250 grammes environ dans chacune des plèvres, mais les poumons sont entièrement libres. L'aorte ascendante est le siège de lésions internes, mélange d'athérome ancien et de poussées récentes caractérisées par des plaques gélatiniformes. Cette aortite est très localisée ; elle ne dépasse pas l'aorte ascendante et s'arrête avant les valvules sigmoïdes qui sont libres. Les artères collatérales sont indemnes.

Les autres organes sont tous sains.

Conclusion. — M. P... a succombé à un œdème pulmonaire aigu déterminé par l'aortite dont l'autopsie montre des traces irrécusables.

Observations V, VI, VII, VIII.

Huchard. Séance de l'*Académie de médecine* du 27 avril 1897.

Aortite. — Péri-aortite. — Œdème aigu du poumon.

Obs i. — Je voyais à la fin de l'année 1896, avec le Dr Georges Leroux, une femme de cinquante ans, de souche goutteuse et rhumatismale, atteinte depuis trois ans d'une aortite subaiguë avec dilatation de l'aorte des plus nettes, et traces impondérables d'albumine dans les urines. Le 20, le 23 et le 28 septembre, elle éprouve, à la campagne, où elle était alors, de violents accès d'oppression, auxquels elle faillit succomber et au sujet desquels on formula le diagnostic d'accès de congestion pulmonaire d'origine goutteuse. Le 14 novembre, je la vois pour la première fois et je la soumets au régime lacté absolu, pensant qu'il pouvait s'agir de cette dyspnée *toxi-alimentaire,* d'ordinaire si promptement et si sûrement réprimée par un changement radical dans l'alimentation des malades. Nous n'avions raison qu'en partie, et à part une réelle amélioration survenue dans l'état dyspnéique sous l'influence de ce régime, j'ai vu évoluer un jour sous mes yeux, un accès d'orthopnée formidable avec râles crépitants très fins, nombreux, naissant pour ainsi dire sous mon oreille et envahissant en quelques minutes presque tout le poumon gauche, de la base au sommet; anxiété extrême, mouvements respiratoires précipités, sorte de râle trachéal ou de bouillonnement bronchique, pas d'expectoration; pouls petit, rapide et misérable, extrémités froides, face pâle et blême faisant croire à tort à une menace de syncope ou à un état syncopal.

Sous l'influence d'une application répétée de ventouses sèches dont on couvre littéralement la poitrine, l'abdomen et les membres, l'orage se calme après une demi-heure; et tout disparaît sans la moindre expectoration. Elle eut encore quatre crises à peu près semblables, et le 6 janvier de cette année, après avoir effrayé pendant la journée son entourage par une « pâleur extraordinaire », elle fut prise, à 8 heures du soir, d'une crise foudroyante à laquelle elle succomba en quinze minutes au plus, avec tous les symptômes d'une véritable *asphyxie blanche* et l'expulsion, au moment de la mort, par la bouche et par le nez, d'un liquide mousseux abondant d'apparence saumonée. A la fin de novembre, M. Potain, que j'avais appelé en consultation, avait confirmé le diagnostic d'œdème aigu du poumon avec aortite et péri-aortite, et avec nous il avait absolument écarté l'idée d'une angine de poitrine dont on croyait la malade atteinte.

Aortite chronique. — Œdème aigu du poumon.

Obs. 2. — En 1890, venait mourir, à l'hôpital Bichat, un homme de soixante ans que j'avais déjà reçu à plusieurs reprises dans mon service pour des accès d'oppression nocturne et une dyspnée d'effort, symptomatiques d'une sclérose cardio-aortique. La veille, il avait été pris subitement d'un accès d'orthopnée d'une violence inouïe, et en vingt-quatre heures, il succombait littéralement asphyxié. L'expectoration était peu abondante, elle s'était même rapidement supprimée, et nous avions pu constater l'existence d'une quantité considérable de râles crépitants fins, qui avaient envahi, comme un flot montant, les deux poumons de la base au sommet. A l'autopsie, nous avons constaté l'existence d'une dilatation de l'aorte due à l'aortite chronique ; les reins étaient sains. Les poumons, d'un gris pâle, d'une consistance molle et peu élastique, étaient volumineux et comme turgides, avec les empreintes costales très accusées : nulle part, on ne trouvait de congestion, excepté aux bases. Mais à la coupe, on constatait une véritable inondation œdémateuse du parenchyme et un liquide spumeux, de coloration saumonée, sortait en quantité considérable (environ 1 litre), comme un ruissellement de sérosité, lorsqu'on pressait, même légèrement, le poumon entre les doigts. Quelques portions du parenchyme pulmonaire avaient une tendance à tomber au fond de l'eau, parce qu'elles étaient complètement infiltrées par un véritable *œdème massif* qui avait rompu les cloisons alvéolaires.

Obs. 3. — Un homme de cinquante-deux ans entre, le 14 août 1896, à l'hôpital Necker pour des troubles respiratoires datant de dix jours (toux incessante, oppression continue, expectoration abondante). La face est pâle, les paupières un peu bouffies, les urines abondantes renferment quelques traces d'albumine ; il n'y a pas de bruit de galop. Au sommet droit, on constate un foyer de râles crépitants très fins qui peuvent faire penser un instant à l'existence d'une tuberculose concomitante, mais l'examen des crachats est négatif. Du reste, au bout de huit jours, on observe la disparition du foyer œdémateux, des râles crépitants et de l'expectoration avec l'augmentation de l'albumine (75 centigrammes par litre). A la fin du mois de septembre, sans qu'on puisse connaître la cause de cette aggravation, l'albumine monte au chiffre de 5 grammes par litre, et le 21 octobre, après quelques accidents urémiques (vomissements et diarrhée, état semicomateux), on voit survenir tout à coup une dyspnée considérable coïncidant avec l'existence d'une véritable pluie de râles crépitants très nombreux dans presque toute l'étendue des poumons, sans aucune expectoration ; le cœur est très accéléré avec embryocardie, l'estomac considérablement distendu, et nous constatons un double frottement péricardique très fort à la base de la région précordiale. L'orthopnée devient extrême, la face est d'une pâleur cadavéreuse, et le malade meurt asphyxié pendant la nuit avec une température de 35°,6.

A l'autopsie, reins petits, granuleux et pesant 170 grammes à eux deux ; 100 grammes environ d'un liquide séro-fibrineux dans la cavité péricardique, lésions d'une péricardite récente de la base, quelques adhérences pleurales droites sans épanchement, poumons sans infarctus, mais infiltrés de sérosité d'une telle abondance qu'il s'écoule de son parenchyme, par la simple compression des doigts, plus d'un litre d'un liquide séro-sanguinolent ayant une apparence saumonée.

Aortite et Néphrite chronique. — Œdème aigu du poumon.

OBS. 4. — Peintre en bâtiments, âgé de quarante-cinq ans, saturnin, entré à Necker le 10 février 1897, et portant une double lésion aortique (rétrécissement et insuffisance avec dilatation de l'aorte). Pas la moindre trace d'albumine. Rien à signaler pendant trois semaines, sauf l'existence de frottements péricardiques, au commencement de mars. Tout à coup, le 6 mars, le malade est pris d'une dyspnée considérable avec toux incessante, expectoration mousseuse, rosée et très abondante, râles nombreux dans la poitrine. Sous l'influence d'une saignée de 350 grammes, de ventouses sèches répétées sur le thorax et les membres, d'injections sous-cutanées d'huile camphrée, l'orage se calme pour éclater de nouveau plus violent le lendemain et déterminer la mort en 20 minutes, sans expectoration.

A l'autopsie, reins peu altérés, symphyse cardiaque presque généralisée avec quelques adhérences pleurales, aorte très dilatée et athéromateuse avec anévrysme cylindroïde de sa portion ascendante, insuffisance et rétrécissement aortiques, hypertrophie ventriculaire gauche, sclérose du myocarde ; poumons turgides avec empreintes costales et laissant écouler, sous la coupe et par la pression des doigts, plus d'un litre et demi de sérosité d'un blanc rosé.

Œdème pulmonaire aigu, par artérite et insuffisance coronarienne.

OBSERVATION.

Oblitération subite de la coronaire gauche. — Œdème pulmonaire à type foudroyant.

Le nommé Rich..., Benoît, âgé de 67 ans, journalier, entre le 7 juillet 1897, salle Jenner, lit n° 30.

Antécédents héréditaires. — Le père de R... est mort à 57 ans d'hémorragie cérébrale ; sa mère serait morte à 52 ans hydropique.

R... a eu trois frères qui sont tous morts, deux d'hémorragie cérébrale vers 60 ans, l'autre d'affection cardiaque à 36 ans.

Antécédents personnels. — R... n'a jamais eu de syphilis, il n'est pas paludéen, est un peu éthylique et n'a eu comme maladies infectieuses que la rougeole et la scarlatine, à l'âge de 9 et de 14 ans.

Depuis il aurait toujours joui d'une excellente santé jusqu'à 45 ans. A cet âge commencent à se montrer des crises d'oppression. Ces crises furent soignées comme attaques d'asthme par de l'iodure de potassium et des inhalations de pyridine. Ces attaques d'asthme, d'abord peu fréquentes mais survenant toujours la nuit à la même heure (2 heures), devinrent plus nombreuses à mesure que R... avança en âge ; non seulement leur fréquence augmenta mais leur deur durée aussi et, depuis l'âge de 50 ans, R... a pour ainsi dire de la dyspnée continue lorsqu'il monte un escalier ou fait un effort.

A plusieurs reprises il a été soigné, dans divers services hospitaliers, pour de l'emphysème pulmonaire avec bronchite chronique mais à aucun moment, et il est très affirmatif sur ce point, on ne lui a parlé de cardiopathie. Lui-même n'a jamais eu ni palpitation, ni douleur dans la région précordiale avec irradiation dans le bras gauche ou la mâchoire rappelant l'angine de poitrine.

Il rentre à l'hôpital pour de la dyspnée d'effort avec augmentation de cette dyspnée pendant la nuit mais néanmoins sans crise d'oppression.

Le 7 juillet, à son entrée salle Jenner, on constate que R... est un individu bien musclé au teint coloré, sans œdème des membres inférieurs.

Il présente un développement exagéré de la cage thoracique avec abaissement du diaphragme ; les creux sous-claviculaires n'existent plus.

Au niveau des deux poumons on perçoit une diminution dans l'intensité du murmure vésiculaire avec élasticité plus prononcée du thorax, diminution des vibrations vocales, une expiration lente et prolongée avec râles sibilants sonores.

Le poumon recouvre complètement la région précordiale, aussi perçoit-on très difficilement le premier temps mitral. L'aorte est dilatée et l'on sent ses battements derrière la fourchette sternale. Au niveau du deuxième espace intercostal droit on entend un souffle intense avec bruit clangoreux aortique. Il n'existe pas de souffle diastolique, on ne constate pas d'arythmie. Le pouls bat à 80, il est tendu ; la tension artérielle est de 21. Il est impossible de percevoir où bat le cœur.

Le foie déborde de 2 travers de doigts le rebord des fausses côtes mais il n'est pas douloureux. On ne trouve pas d'irrégularité à sa surface. Il est simplement refoulé, car la matité hépatique commence à 2 travers de doigts au-dessous du mamelon.

La rate n'est pas grosse.

R... a de la constipation habituelle, des hémorroïdes, ses urines sont abondantes et il a un peu de polyurie nocturne (1 litre 3/4 à 2 litres par jour). On ne trouve ni albumine ni sucre.

On donne à R... un gramme d'iodure de potassium.

Le 8, aucun changement ne se produit dans son état.

Le 9 au matin, R... ne se plaint d'aucun malaise. Il déjeune de bon appétit, cause et rit avec ses voisins. A 2 heures il descend au jardin n'ayant présenté aucun phénomène anormal ; quand tout à coup, étant assis sur un banc et en train de converser, il est pris d'une dyspnée subite ; dyspnée qui devint telle qu'au bout d'une heure 1/2, R... succombe.

Pendant toute cette phase d'asphyxie aiguë la face était bouffie, d'une pâleur cadavérique avec plaques cyanotiques sur les joues, les extrémités froides et violacées. La respiration d'abord extrêmement fréquente est devenue lente pendant quelques minutes avant la mort (15 minutes). L'inspiration était lente, prolongée, profonde, l'expiration au contraire subite et se faisant en un seul temps. La poitrine était remplie de râles fins humides. Le pouls depuis le début de la crise avait complètement disparu. L'auscultation du cœur révèle une tachycardie avec faiblesse extrême des contractions cardiaques. (Tous ces renseignements nous ont été donnés par M. Thiroloix, chef de clinique).

Autopsie. — *Cage thoracique*. — (*Extrêmement développée, comme en inspiration forcée*). — Les 2 poumons sont gonflés, se rejoignent sur la ligne médiane antérieure ; détachés ils ne reviennent pas sur eux-mêmes, ne s'affaissent pas. Ils sont augmentés de volume et de densité, surtout au niveau de la région postérieure. Ils sont œdématiés et congestionnés en arrière, emphysémateux en avant. A la coupe il s'écoule des surfaces une sérosité spumeuse, rosée, extrêmement abondante et cet écoulement se produit au niveau de toutes les parties du parenchyme pulmonaire, mais plus abondamment au niveau des régions postérieures. La pression fait exsuder cette sérosité en grande quantité quoique le parenchyme ait encore conservé un peu de crépitation normale. L'espace conjonctif sous-pleural est devenu apparent, les mailles du tissu conjonctif étant remplies par une sérosité ambrée qui a détaché le revêtement pleural des lobules pulmonaires. On ne trouve pas de foyers d'hépatisation ni d'hémorragie.

Toutes les parties du poumon surnagent, on ne voit pas d'ecchymose au niveau des surfaces pleurales.

En résumé, l'examen du poumon montre une énorme augmentation de volume de cet organe liée à un œdème et une congestion pulmonaires subits.

Le péricarde ne renferme pas de liquide. Le cœur est hypertrophié. A la face extérieure on voit dans le sillon interventriculaire l'artère coronaire gauche sinueuse dilatée indurée ; son volume atteignant presque celui d'une plume de corbeau.

Le ventricule gauche a sa paroi rouge, non dégénérée, sans plaque fibreuse ; les piliers de la mitrale sont hypertrophiés, mais l'appareil valvulaire ne présente aucune lésion. La cavité du ventricule gauche est vide. Les oreillettes et le ventricule droit ne présentent aucune altération de l'endocarde et sont remplis de caillots.

A l'incision de l'aorte on constate un énorme épaississement de la paroi et toute la face interne de ce vaisseau, depuis son origine jusqu'à sa terminaison, est pavée de plaques calcaires, de foyers athéromateux confluents, mais l'on ne trouve pas de plaques gélatiniformes.

L'orifice des coronaires présente des différences considérables. Tandis en effet que l'orifice de la coronaire droite est libre et laisse pénétrer avec la plus grande facilité une sonde cannelée ; l'orifice de la coronaire gauche est punctiforme, oblitéré qu'il est par une plaque calcaire et la lumière persistante laisserait à peine passer une soie de porc. Tandis que la coronaire droite a son calibre, son élasticité et sa lumière normaux ; à peine en effet, trouve-t-on quelques plaques indurées disséminées sur sa surface : la coronaire gauche est au contraire dilatée, serpentine, athéromateuse dans toute son étendue et oblitérée par un caillot fibrino-cruorique dans toute sa partie supérieure, sa face interne est irrégulière et les aspérités sont surtout nombreuses derrière son point d'origine dans l'aorte. Il n'existe pas de coronaire supplémentaire.

Les valvules aortiques sont indurées mais suffisantes.

Le tronc brachio-céphalique, la sous-clavière gauche et l'artère fémorale sont elles aussi athéromateuses.

Cavité abdominale. — Le foie est volumineux, congestionné (1,650 grammes), à la coupe il offre l'aspect du foie muscade. Toutes les veines sus-hépatiques sont distendues, remplies de sang noirâtre. On ne trouve pas de lithiase biliaire, ni de cirrhose.

La rate est très légèrement augmentée de volume (220 grammes). Il n'existe pas de périsplénite.

L'estomac renferme encore la presque totalité des aliments ingérés au déjeuner. Ils n'ont subi que peu de modifications. On ne trouve pas de lésions stomacales ou intestinales.

Les reins sont inégalement lésés. Tous deux présentent un certain degré de néphrite interstitielle plus marquée au rein gauche qu'au droit.

Le rein droit pèse 145 grammes, le gauche 135 grammes. La capsule fibreuse se détache en enlevant quelques débris de la substance corticale. A leur surface, comme dans le parenchyme, on trouve quelques kystes.

La substance corticale plus ferme que normalement n'est que très peu atrophiée.

Les voies d'excrétion de l'urine : uretères, vessie, urètre ne présentent pas d'altération. Les capsules surrénales et le pancréas sont normaux.

Cavité cranienne et rachidienne. — Les artères de la base présentent disséminées quelques plaques blanchâtres d'athérome ; mais nulle part elles n'offrent d'oblitération ou de dilatation anévrysmatique. Il n'existe pas de foyer de ramollissement ou d'hémorragie dans la masse encéphalique. La moelle est normale.

OBSERVATION X.

PARISOT et SPILLMAN, L. in *Gazette hebdomadaire de médecine et de chirurgie*, 15 juillet 1897.

Œdème pulmonaire et anévrysme du cœur.

La nommée J..., âgée de 69 ans, entre à l'infirmerie de l'hospice Saint-Julien le 11 janvier 1897.

Rien à noter dans ses antécédents héréditaires, ni dans ses antécédents personnels.

Elle se plaint depuis environ trois mois de gêne respiratoire et d'étouffements.

11 janvier (matin). — Femme de taille moyenne, obèse. Face légèrement bouffie, œdème des membres inférieurs. Apyrexie.

L'examen du cœur ne révèle rien d'anormal. La pointe bat dans le cinquième espace intercostal, sur la ligne mamillaire.

Les bruits sont réguliers et bien frappés. Sans souffle.

Pouls faible, mais régulier, égal.

La malade accuse une douleur assez vive au niveau de la région précordiale ; cette douleur n'est pas persistante, elle revient par accès. Les urines sont peu abondantes (600 à 700 grammes) : elles sont claires et ne renferment pas d'albumine.

Du côté de l'appareil respiratoire, exagération de la sonorité en avant et matité aux deux bases. Expiration prolongée aux sommets, et aux deux bases râles sous-crépitants.

Appétit conservé. Digestions bonnes. Dimensions normales du foie et de la rate. Ventre souple.

11 janvier (soir). — La malade est prise brusquement d'un accès dyspnéique intense.

Elle sent, dit-elle, sa poitrine serrée comme dans un étau. Les mains sont froides, cyanosées. La figure est bouffie, œdématiée, les lèvres violacées. L'œdème des membres inférieurs

est notable, la gêne respiratoire est intense, la respiration sif-
flante.

A l'auscultation des poumons, on trouve des râles sous-crépitants fins, depuis le sommet jusqu'à la base. Rien au cœur ; le
le pouls est petit, faible.

Cette crise cesse au bout de trois quarts d'heure, à la suite
d'injections d'éther et d'applications de ventouses. Elle se termine par le rejet d'une expectoration aqueuse très abondante,
aérée, mousseuse.

Vers six heures la malade est soulagée, la respiration se fait facilement, les râles sous-crépitants ne s'entendent plus qu'aux bases.

Le pouls est toujours faible.

12 janvier. — Crachats spumeux abondants. Les jours suivants
la malade a trois crises qui surviennent vers sept heures du soir.
La dyspnée reste continue.

Traitement. — Teinture de strophantus au 1/20, XII gouttes.

18 janvier. — Les râles ont en partie disparu. Le pouls est
plus régulier, plus tendu, et la dyspnée moins forte.

22 janvier. — Suppression du strophantus ; l'œdème des
membres inférieurs a presque totalement disparu.

24 janvier. — Nouvel accès d'étouffements qui dure de 6 à 9
heures du soir. Cette crise est suivie comme les précédentes
d'une expectoration spumeuse abondante.

Traitement. — Teinture de strophantus.

La quantité des urines augmente.

20 février. — Violent accès de dyspnée, sans qu'on perçoive
rien d'anormal au cœur. Cet accès ressemble en tous les points à
ceux que nous avons décrits antérieurement.

Le 29 mars à 8 heures du soir, la malade qui avait mangé
comme d'habitude et se trouvait bien, avec seulement un peu
d'œdème aux jambes, est prise d'oppression. La figure est cya-
nosée, les extrémités sont froides, la respiration s'accélère et
devient de plus en plus difficile. De nombreux râles s'entendent
dans la poitrine. Les yeux se convulsent et la mort survient au
bout de dix minutes,

Autopsie. — *Appareil respiratoire.* — L'aspect extérieur des poumons ne révèle rien de particulier sauf un léger degré de congestion des bases, et un emphysème manifeste aux sommets et en avant.

L'incision du parenchyme donne issue à une sérosité abondante, un peu jaunâtre, transparente, spumeuse.

Appareil circulatoire. — Le cœur est légèrement augmenté de volume, surchargé de graisse.

Les adhérences de la pointe et de la face antérieure avec le péricarde, sont nombreuses. Les valvules sont normales.

A l'ouverture du ventricule gauche on constate la présence d'un anévrysme de la pointe, du volume d'une petite orange ; la cavité anévrysmale est remplie par un volumineux caillot stratifié, l'anévrysme occupe la pointe, la paroi postérieure et la cloison interventriculaire sur une hauteur de 5 centimètres environ. A ce niveau la paroi ventriculaire est réduite à quelques fibres musculaires entourées de tissu scléreux. Cet anévrysme fait saillie à l'intérieur du ventricule droit dont la capacité est de ce fait notablement diminuée.

Épaisseur de la paroi du ventricule gauche: 2 centimètres.

—   —   droit : 1   —

— du caillot recouvert de quelques fibres musculaires du cœur : 2 centimètres.

L'artère coronaire gauche est fortement athéromateuse. Sa lumière a presque totalement disparu, ainsi que des coupes microscopiques ont pu nous le démontrer. L'artère coronaire droite présente les mêmes lésions, mais à un degré moindre. L'aorte est très athéromateuse. Les reins sont petits, la décortication en est facile ; leur surface est granuleuse ; la substance corticale est atrophiée. On note dans leur parenchyme des cicatrices d'infarctus. Le foie est légèrement cirrhosé. Les autres organes ne présentent rien d'anormal.

OBSERVATION XI.

Anévrisme du cœur. — Œdème aigu du poumon.

JACQUET, *Progrès médical*, 1884, p. 172.

Q..., âgé de 76 ans.

7 février 1882. — Hémiplégie gauche ; artères dures, scléreuses ; pouls régulier, un peu fort ; bruits du cœur nets à la pointe et à la base, pas de souffle ; urines normales.

6 janvier. — Violent accès de dyspnée dans la nuit ; respiration difficile.

27 mars. — Nouvel accès de dyspnée.

25 mai. — Dyspnée ; respiration stertoreuse ; température 40°,5.

26 mai. — Mort.

Autopsie. — *Poumons.* — Un peu d'emphysème ; œdème considérable aux deux bases ; le tissu pulmonaire est à peine friable, ce qui dénote surtout de l'œdème avec congestion sans hépatisation.

Cœur. — Dilatation du ventricule gauche, surtout à la pointe ; adhérences péricardiques anciennes à ce niveau ; amincissement considérable de la paroi du ventricule, dilatée en forme d'anévrysme ; endocarde et péricarde viscéral sont accolés entre eux, sans traces de fibres musculaires ; caillot stratifié à l'intérieur de l'anévrysme ; valvules intactes, sauf de petits noyaux d'athérome.

Reins. — Petits ; atrophie de la substance corticale ; pas d'infarctus.

(L'athérome de l'aorte n'est pas mentionné, mais il est probable, attendu qu'à 76 ans l'athérome de l'aorte fait rarement défaut, surtout lorsqu'il existe de l'athérome des valvules.)

Observation XII.

Myocardite chronique se révélant tout à coup par une crise d'œdème pulmonaire. — Diminution de la toxicité de l'urine au moment de la crise. — Amélioration sous l'influence de la digitale.

Le nommé Ailb..., Florent, âgé de 68 ans, né à Milbach (Alsace), profession de journalier, entré le 21 mars 1897, salle Jenner, lit n° 53.

Antécédents héréditaires. — Le père de A... est mort à 81 ans d'une affection inconnue du malade, sa mère est morte à 65 ans d'une pneumonie ; il avait un frère et une sœur qui sont morts à 55 et 70 ans d'affections inconnues de lui.

Antécédents personnels. — A... n'a jamais fait de maladie, ni syphilis, ni excès d'alcool et de tabac et n'a jamais été exposé dans l'exercice de sa profession à l'absorption de produits toxiques.

De 20 à 24 ans A... eut des épistaxis répétées mais jamais de migraines, de blépharite ciliaire, de varices ou d'hémorroïdes.

A... n'avait jamais eu de dyspnée d'effort ou de travail, de vertiges, de palpitations, ni de douleur précordiale, lorsqu'il y a 3 mois, il éprouva une sensation de poids dans la région sternale. Cette sensation s'accompagna de dyspnée qui l'empêcha de travailler ; bientôt survint un léger œdème des jambes. A ce moment A... aurait eu de la pollakyurie.

Le 19 mars, A... avait cessé tout travail lorsque tout à coup la nuit il fut pris d'une dyspnée subite angoissante. Une demi-heure après le commencement de cette attaque, il expectora des mucosités glaireuses légèrement sanguinolentes. Le paroxysme dyspnéique dura toute la journée, le malade était en orthopnée ; ce n'est que le lendemain, après avoir passé une nuit d'insomnie, que sa dyspnée diminua d'intensité.

Le 21 mars, A... entre à l'hôpital.

On constate un léger œdème des extrémités inférieures (œdème bleu avec refroidissement). Le reste du corps, les mains, les paupières ne sont pas œdématiés, la dyspnée est encore intense et empêche le décubitus dorsal.

A la palpation de la cage thoracique, lorsque le malade compte à haute voix, on constate une diminution des vibrations vocales; dans les 2 poumons, de la base au sommet, la sonorité est normale.

L'auscultation fait entendre à l'inspiration des râles sous-crépitants éclatant par bouffées. Les râles sont plus nombreux au niveau des bases. On ne trouve pas de symptômes d'un épanchement pleural. La cage thoracique est distendue et le bruit de la respiration s'entend jusqu'à la 12° côte en arrière, le diaphragme est abaissé, se contracte mal et le malade est obligé de mettre en jeu tous les muscles inspirateurs costo-supérieurs.

Les battements du cœur sont irréguliers; à l'auscultation on entend un souffle systolique au niveau de la valvule mitrale, le 2° ton aortique est accentué. Le pouls traduit les contractions anormales du cœur. La tension artérielle est abaissée. L'aorte n'est pas dilatée. Les artères du cou sont animées de légers battements et les veines jugulaires sont distendues. Il y a peu d'artério-sclérose périphérique, car les artères radiales et temporales ont conservé leur souplesse.

Le foie déborde de 2 travers de doigts et est légèrement douloureux. La rate est appréciable. A... pèse 62 kilogrammes.

Les urines sont rares, hautes en couleur et renferment une notable quantité d'albumine.

Du 21, jour de l'entrée du malade, au 22, à midi, A... a éliminé 650 grammes d'urine. Il a fallu 80 centimètres cubes de cette urine (1), injectée à raison de 10 centimètres cubes par se-

____

(1) Pour toutes ces expériences, l'urine a été filtrée et neutralisée par le bicarbonate de soude.

condé dans la veine marginale, dorsale auriculaire d'un lapin de 1,600 grammes, pour amener la mort de cet animal.

Le coefficient uro-toxique est donc de 0,209156.

TRAITEMENT. — Pendant 48 heures on met A... au régime lacté et on lui donne des purgatifs. Il prend 50 centigrammes d'infusion de feuilles de digitale du 24 au 29.

Les urines augmentent progressivement de quantité et atteignent le 3° jour 3 litres et demi.

Il ne faut que 53 centimètres cubes de cette dernière urine injectée comme la 1re fois pour tuer un lapin de 1,820 grammes.

Coefficient uro-toxique : 1,938576.

Dès le lendemain de la première prise de digitale les phénomènes pulmonaires s'atténuent au point de disparaître le 3° jour. Ce n'est qu'après leur disparition que l'œdème périphérique rétrocède. Le cœur se régularise. Le souffle mitral disparaît et est remplacé par un bruit de galop diastolique gauche des plus nets. Les phénomènes généraux (dyspnée, céphalée, perte des forces) disparaissent.

A... rend 3 litres d'urine. Il en a fallu 78 centimètres cubes pour tuer un lapin de 1,740 grammes.

Coefficient uro-toxique : 2,7883992.

Le 2 avril, l'albumine n'existe plus que par traces dans les urines qui restent toujours cantonnées entre 3 et 4 litres.

L'état général continue à s'améliorer tous les jours.

Du 15 avril jusqu'au 21 avril, l'état ne présente aucune modification. La tension artérielle est de 17,5. On entend toujours le bruit de galop dont nous avons parlé, l'auscultation des poumons fait toujours entendre la respiration normale.

A... sort tout à fait amélioré sans arythmie (tension 18) mais avec son bruit de galop, urinant 2 litres et demi par 24 heures, conservant son œdème et sa dyspnée au repos.

Observation XIII.

Artério-sclérose généralisée. — Myocardite interstitielle. — Œdème pulmonaire subaigu. — Pas d'albumine dans les urines.

Le nommé Bler..., âgé de 55 ans, courtier, entré le 22 mai 1897, salle Jenner, lit n° 43.

Antécédents héréditaires. — Le père de B... est mort à 60 ans d'une affection inconnue du malade ; sa mère à 26 ans de la rupture d'un anévrysme.

Antécédents personnels. — Dans son enfance B... a eu de l'impétigo du cuir chevelu et de l'otorrhée. On ne trouve pas de traces d'adénites cervicales. Vers l'âge de 8 ans il eut la rougeole et à 12 ans une scarlatine qui aurait duré trois semaines. A la suite de cette scarlatine apparurent des palpitations qui durèrent un mois. Depuis cette époque B... aurait toujours eu de la difficulté pour courir, marcher même ou monter les escaliers.

A 20 ans, pendant son service militaire, il contracta la syphilis (chancre, roséole, adénite inguinale) pour laquelle il fut soigné pendant six mois. Depuis il n'a plus fait aucun traitement.

Il eut également pendant son service plusieurs blennorragies auxquelles il ne prêta aucune attention. (Aujourd'hui il a un rétrécissement de l'urètre). Il rapporte également du service des habitudes alcooliques qu'il a conservées jusqu'ici, il boit environ quatre litres de vin par jour, plusieurs petits verres d'alcool, des absinthes et autres apéritifs.

Une partie de son service militaire ayant été fait aux colonies, il contracta la dysenterie quatre fois en Algérie et une fois en Nouvelle-Calédonie.

Il rentra en France au moment de la guerre de 1870 et fit la campagne sous les murs de Paris ; il aurait eu le scorbut à cette époque pendant deux mois et demi.

En 1874, à la suite de la Commune, il fut envoyé de nouveau à la Nouvelle-Calédonie comme déporté politique cette fois, où il contracta de nouveau la dysenterie qui aurait duré trois mois.

Depuis son retour qui s'effectua en 1881 (à 39 ans), il se porte relativement bien, il exerce assez facilement son métier de courtier malgré ses habitudes alcooliques et la gêne respiratoire qu'il ressent depuis l'âge de 12 ans.

Depuis environ 10 ans il a quelques varices et depuis cette époque également il a de la polyurie et de la pollakiurie.

Au mois d'avril dernier, à la suite d'exposition au froid, B... se mit à tousser. La gêne respiratoire s'accrut ; les varices des veines des jambes augmentèrent de volume ; B... remarqua que ses jambes étaient très enflées le soir et que le matin il avait un léger œdème des paupières. Fréquemment il avait des migraines et son appétit diminuait.

Il y a cinq jours il fit une très longue marche, qui le fatigua beaucoup ; deux jours après cette marche il eut une dyspnée très forte et il rentre à l'hôpital pour cette dyspnée ; depuis trois jours il lui est très difficile et très pénible de monter ses escaliers et de passer la nuit dans son lit. B... est un individu bien bâti, très musclé, il est demi-assis dans son lit. La respiration est à type costal supérieur ; on entend dans les deux poumons de chaque côté des râles fins au moment de l'inspiration ; ces râles occupent toute l'étendue du poumon et prédominent au niveau des bases en avant et en arrière. Il n'y a pas de diminution de la sonorité. Les vibrations vocales sont normales. Au sommet les râles sont beaucoup moins abondants et l'on perçoit un murmure vésiculaire très accusé puérile.

B... tousse très fréquemment, il rend une expectoration spumeuse très abondante.

Au cœur on ne trouve pas d'irrégularité dans les contractions.

La pointe bat dans le sixième espace intercostal. Les battements du cœur sont forts et soulèvent la paroi thoracique. On n'entend de souffle à aucun des orifices, mais on perçoit un bruit de galop médio-ventriculaire gauche. Les veines jugulaires ne sont pas dilatées. Le pouls est petit, se laisse écraser avec la plus grande facilité. Les artères sont dures, la temporale sinueuse. La tension artérielle est de 21.

Le foie dépasse le rebord costal de deux travers de doigt ; en haut il dépasse le mamelon de 1 centimètre.

La rate est appréciable mais ne dépasse pas le rebord costal.

On ne constate pas d'œdème des membres inférieurs. L'urine rendue (400 grammes) ne contient pas d'albumine. B... a un myosis extrêmement prononcé, les pupilles sont absolument punctiformes, le réflexe patellaire est diminué.

On met B... au régime lacté absolu, on lui donne 1 gramme de caféine, de l'oxygène à respirer et on lui applique des ventouses matin et soir sur le thorax, dont 10 scarifiées.

Le 25, la dyspnée a beaucoup diminué d'intensité, les râles sont moins nombreux. B... a uriné 750 grammes. On continue le même traitement mais on cesse les applications de ventouses.

Le 29, l'état général du malade n'étant pas amélioré on lui donne un purgatif composé de 20 grammes d'eau-de-vie allemande et de sirop de nerprun.

Le 31, tous les phénomènes pulmonaires ont disparu, B... conserve son bruit de galop ; la tension artérielle est de 19 et il urine 2 litres et demi dans les 24 heures. On ne constate toujours pas d'albumine dans les urines.

Le 9 juin, B... sort complètement amélioré, conservant son bruit de galop, urinant entre un litre trois quarts et 2 litres et demi.

Œdème pulmonaire aigu, par trouble de la circulation intra-cardiaque (maladie mitrale).

OBSERVATION XIV.

HUCHARD, in *Revue internationale de médecine et de chirurgie.*
Novembre 1895.

Rétrécissement mitral. — Œdème pulmonaire aigu.

Femme de 45 ans environ, observée déjà il y a une quinzaine d'années et pour laquelle on était accouru me chercher en toute hâte. Quand j'arrivai, elle venait de succomber en quatre heures à des accidents dont j'ai pu facilement reconstituer la filiation. Subitement, elle avait été prise d'une dyspnée intense qui avait augmenté sans cesse avec une expectoration mousseuse et de coloration saumonée, très abondante, puisque trois grands crachoirs en étaient remplis et qu'on pouvait évaluer à plus d'un demi-litre la quantité de liquide expectoré. La malade avait succombé à des symptômes asphyxiques, comme la coloration violacée de la face en témoignait.

Dans le rétrécissement mitral, j'ai observé trois cas semblables ; mais la mort a pu être évitée, grâce sans doute à la médication.

OBSERVATIONS XV ET XVI.

VINAY, Lyon, *Méd.*, n° 44, 1896.

Endocardite rhumatismale. — Insuffisance mitrale ; troisième grossesse ; œdème pulmonaire suraigu ; mort rapide ; autopsie.

OBS. I. — Joséphine G..., couturière, 32 ans, enceinte pour la troisième fois, entre le 15 mai 1896. Mère morte d'une maladie du cœur; père mort d'une maladie de foie; une sœur bien portante.

Antécédents personnels. — Cette femme a été atteinte de chlorose à l'âge de 18 ans, et peu après il est survenu un rhumatisme articulaire aigu qui se localisa sur les orteils, les genoux, les doigts et les épaules. L'affection persista pendant cinq mois et détermina une endocardite rhumatismale.

Mariée à l'âge de 22 ans, elle eut un premier enfant à 24 ans, cet enfant est actuellement bien portant; ni la grossesse ni l'accouchement ne présentèrent rien de spécial. A 27 ans, deuxième grossesse qui fut normale ainsi que l'accouchement; actuellement l'enfant est en bonne santé.

La grossesse actuelle est la troisième et les dernières règles datent du 10-15 septembre 1895. Il est bon de remarquer en passant que, dans l'intervalle des gestations, la menstruation avait toujours été régulière. Peu après la fécondation, il survint une bronchite qui amena de la dyspnée, des malaises généraux; il survint également quelques crachats striés de sang, des transpirations nocturnes et de l'anorexie.

16 mai. — La malade n'est pas amaigrie, elle présente seulement de la dyspnée d'effort et quelques épistaxis; l'œdème des membres inférieurs est assez marqué, mais ne peut encore gêner la marche; il n'y a pas de varices apparentes.

Du côté des poumons, la percussion et l'auscultation ne révèlent rien d'anormal, sauf quelques sibilances; un peu de toux et expectoration de crachats blancs, spumeux, peu abondants.

Du côté du cœur, on constate que la pointe bat dans le cinquième espace intercostal, sur la ligne du mamelon; la matité paraît à peine augmentée; à la pointe, on perçoit un souffle systolique rude, bref, en jet de vapeur, se propageant dans l'aisselle et dans le dos. Les battements du cœur sont un peu tumultueux, avec quelques faux pas. Le pouls est régulier, à 80 à la minute, avec, de temps à autre quelques fausses intermittences.

Le foie ne donne qu'une matité de deux travers de doigt en avant, sur la ligne du mamelon. Un peu d'anorexie; selles normales.

Les urines sont pâles, assez abondantes, elles donnent un abondant précipité d'albumine.

L'utérus remonte à trois ou quatre travers de doigt au-dessus de l'ombilic; l'enfant est vivant.

22. — Cette malade est restée en traitement pendant une semaine; ce traitement a consisté en lait, ventouses sèches, chaque soir, 3o centigrammes de poudre de feuilles de digitale; laxatifs légers; repos au lit pendant la plus grande partie de la journée, lorsque le 21 mai, à 11 heures du soir, la malade a été prise brusquement, dans son lit, d'une oppression intense, la respiration est devenue accélérée, difficile, la figure angoissée, asphyxique, en même temps qu'apparaissent de nombreux râles sous-crépitants dans la poitrine. On pratique tout d'abord une saignée de 3oo grammes, puis on applique dix à douze ventouses sur la paroi postérieure du thorax; on fit des injections d'éther, de caféine, on pratiqua des inhalations d'oxygène; ce fut en vain, la dyspnée alla en progressant, le cœur devint inégal, irrégulier et extrêmement accéléré, puis il se ralentit. La malade conserva son intelligence jusqu'à quatre heures du matin, puis elle entra en agonie et succomba à cinq heures et demie.

Il n'y avait eu aucun indice de début du travail et, dès que la mort fut certaine, on pratiqua l'opération césarienne, mais l'enfant avait déjà succombé, comme c'est la règle en pareil cas.

Autopsie. — Pratiquée 3o heures après la mort; corps bien constitué; suffusion séreuse légère des membres inférieurs.

Poumons. — Le poumon droit pèse 68o grammes et le poumon gauche 57o grammes: ils présentent l'un et l'autre, mais dans les tiers supérieurs seulement, la lésion caractéristique de l'œdème congestif; le tissu est crépitant à la pression, il ne plonge pas dans l'eau; on ne trouve ni infarctus, ni noyaux de broncho-pneumonie. A l'incision, la coupe offre une teinte gris pâle et, par une pression légère, il se produit un écoulement de sérosité abondante, presque incolore, spumeuse. La surface des bronches est congestionnée et leur lumière est remplie de mucosités spumeuses et rougeâtres. Il n'y a aucune trace de pleurésie, il existe seulement 5o à 6o grammes de sérosité dans chacun des espaces pleuraux.

Cœur. — Pèse 42o grammes ; le péricarde est sain ; l'oreille gauche est énormément dilatée ; le myocarde paraît sain, le muscle a sa coloration normale ; insuffisance et rétrécissement de l'orifice mitral, l'insuffisance est très développée ; les deux valves sont épaissies et plus spécialement la valve postérieure qui présente un gros noyau d'induration, au niveau de sa base d'implantation.

Foie. — Pèse 1,5oo grammes, il est pâle, graisseux et n'a nullement l'aspect du foie cardiaque.

Rate. — Pèse 1oo grammes. Consistance normale.

Reins. — Le rein droit pèse 14o grammes ; le rein gauche, 13o grammes ; le parenchyme est très pâle ; la capsule se détache facilement ; les étoiles de Verheyen sont nettement dessinées

Utérus. — Pèse 92o grammes, n'offre rien de spécial.

Endocardite rhumatismale. — Rétrécissement mitral; thrombose de l'oreillette gauche. — Deuxième grossesse; œdème pulmonaire aigu; provocation du travail; mort; autopsie.

Obs. II. — Josephte M..., 34 ans, ménagère, entrée le 2 juillet 1896 ; elle est enceinte pour la seconde fois. On signale dans ses antécédents une attaque unique de rhumatisme articulaire aigu, survenu à l'âge de 24 ans ; sauf cet incident pathologique, elle s'est toujours bien portée.

Le premier accouchement eut lieu à la Maternité de l'Hôtel-Dieu, le 16 mars 1895 ; fille du poids de 2,9oo grammes. Les suites de couches ont été physiologiques et la grossesse avait été normale. Cette femme allaita son enfant qui est actuellement bien portante.

La deuxième grossesse débute en janvier dernier ; les dernières règles eurent lieu du 22 au 26 janvier. Il y eut, dès le second mois, des nausées, des vomissements sans grande importance ; mais au commencement de juin, il survint pour la première fois un peu d'œdème des membres inférieurs, de la dyspnée, de la toux et quelques hémoptysies.

Cet état présenta, dans le mois de juin, des alternatives d'amélioration et de retour des accidents lorsque, le 2 juillet, sans cause appréciable, la dyspnée et l'angoisse respiratoire présentèrent une acuité inaccoutumée et extrême. C'est à ce moment que nous recevons cette malade à la Maternité. La face est pâle, plombée, les lèvres sont cyanosées, les yeux saillants, les pupilles contractées ; la face est couverte de sueurs ; il y a de l'orthopnée ; la malade ne peut respirer qu'assise, le tronc penché en avant ; il y a parésie du diaphragme et l'on observe le type inverse de la respiration ; les mouvements respiratoires sont à 52 à la minute ; le pouls à 160, petit, serré. Les urines sont rares, foncées, très albumineuses ; il y a de la constipation ; œdème insignifiant autour des malléoles.

Les dimensions de l'utérus indiquent une grossesse arrivée au commencement du sixième mois ; le col est légèrement entr'ouvert ; il n'y a aucun indice de travail.

A l'examen du cœur, on constate une impulsion énergique de l'organe qui paraît peu hypertrophié ; la matité précordiale est à peine augmentée et la pointe bat un peu en dehors de la ligne mamelonnaire. A la palpation, frémissement cataire présystolique ; à l'auscultation, roulement diastolique, souffle présystolyque ; le dédoublement du deuxième bruit est mal perçu en raison de l'accélération des battements.

A l'examen des poumons, on ne constate de matité nulle part : à l'auscultation on perçoit de nombreux râles sous-crépitants, à bulles moyennes, très secs, prédominants dans les parties supérieures de chaque côté, surtout en avant ; ces râles couvrent le murmure vésiculaire qui paraît atténué. On ne perçoit, en aucun point, du souffle bronchique et de la bronchophonie. L'expectoration est peu abondante, elle est constituée par de l'écume rougeâtre, plutôt que par du sang véritable.

Traitement. — Saignée de 200 grammes. Ventouses sèches

en avant et en arrière de la poitrine; injections de caféine; inhalations d'oxygène; thé café, etc. Provocation de l'accouchement. A cinq heures du soir, on place un ballon de Champetier qui est expulsé à dix heures, et peu après, accouchement d'un enfant pesant 800 grammes qui vit deux heures environ.

3 juillet. — La libération de l'utérus paraît avoir soulagé la malade qui respire plus aisément; la respiration est à 38 et le pouls à 112; la température est le matin à 38°,4 et le soir à 38°,9. Il y a eu un peu de sommeil dans la nuit. Eau-de-vie allemande, 30 grammes.

4 juillet. — La nuit a été mauvaise et l'amélioration signalée hier n'a été que passagère, l'angoisse respiratoire est devenue très grande, et cependant les battements du cœur sont réguliers; la respiration est à 52; le pouls à 120 et la température le matin 38°,3, soir 38°,7. A l'auscultation les râles ont diminué, mais le murmure vésiculaire devient de plus en plus obscur.

5 juillet. — T. R. 39°,3; la malade se trouve dans l'état d'agitation et d'angoisse qui a précédé l'accouchement; elle succombe à onze heures du matin.

Autopsie, pratiquée 24 heures après la mort. Aucune suffusion séreuse des téguments.

Poumons. — Le poumon droit pèse 770 grammes et le gauche 1,000 grammes environ. Il y a quelques adhérences des deux côtés, mais elles sont lâches et n'ont pu gêner le fonctionnement de l'organe. La seule lésion observée est un œdème congestif généralisé aux trois quarts supérieurs de chaque poumon, marqué surtout à gauche. Les parties déclives seules paraissent saines, tandis que les parties supérieures sont infiltrées par une sérosité spumeuse qui donne une teinte grise à la coupe, et qui ruisselle lorsqu'on comprime le parenchyme. Ces parties jetées dans l'eau surnagent. On ne trouve aucun nodule de bronchopneumonie ou d'infarctus; pas de tuberculose; pas d'épanchement pleural.

Les bronches sont remplies d'une sérosité rougeâtre et spumeuse analogue aux crachats observés pendant la vie.

Cœur. — Pèse 350 grammes, il est légèrement hypertrophié. On trouve l'orifice mitral rétréci quelque peu par l'adhérence des bords libres des valves ; mais ce rétrécissement cicatriciel est peu marqué ; ce qui prédomine et diminue la lumière du conduit auriculo-ventriculaire, c'est une masse fibrineuse de la grosseur d'une noix, placée dans la partie supérieure et interne des valvules, qui rétrécit de moitié au moins la lumière de l'orifice, si bien qu'à travers ce dernier on peut à peine introduire le petit doigt. Cette masse est constituée par plusieurs couches de fibrine anciennes tassées et très adhérentes à la valve sous-jacente ; on l'enlève avec une certaine difficulté.

L'oreillette gauche n'est pas dilatée et les auricules de chaque côté ne présentent aucune trace de caillots anciens. Pas d'épanchement dans le péricarde. Le muscle cardiaque paraît sain ; aucune trace de dégénérescence ou d'inflammation.

Foie. — Pèse 2,150 grammes, un peu graisseux ; n'a pas l'aspect du foie muscade.

Rate. — Pèse 450 grammes, elle présente sur le bord externe un infarctus jaunâtre, ancien, de la grosseur d'une noix.

Reins. — Le rein droit pèse 190 grammes et le rein gauche 160 grammes ; la capsule est adhérente et lorsqu'on décortique l'organe, on enlève les parties les plus superficielles du parenchyme. Le rein droit présente un infarctus jaunâtre de la grosseur d'un tête d'épingle.

Utérus. — Pèse 510 grammes avec les annexes ; le col intact, sans trace de déchirure.

Le péritoine est sain ; pas d'ascite.

Œdème pulmonaire suraigu toxique, d'origine rénale.

OBSERVATION XVII.

LEGENDRE, *Recherches anatomo-patholog. et cliniq. sur quelques maladies de l'enfance.* Paris, 1846, p. 354.

Œdème aigu du poumon se développant pendant le cours d'une anasarque consécutive à la scarlatine. — Mort rapide.

Au n° 12 de la salle Sainte-Anne, à l'hôpital des Enfants-Malades, est entrée, le 16 février 1841, la nommée Bonnet, âgée de 4 ans, née de parents bien portants ; elle a été vaccinée et jouissait habituellement d'une bonne santé, lorsqu'il y a un mois, à la suite de plusieurs vomissements accompagnés de fièvre, elle fut prise, le même jour, d'une rougeur assez intense de la partie antérieure de la poitrine et du dos. On considéra cette indisposition comme le résultat d'une indigestion, et, au bout de peu de jours, on laissa sortir cette petite fille comme de coutume. Huit jours après, il se manifesta de l'enflure ; elle commença par la main droite, s'étendit à la gauche, aux membres inférieurs, puis à la face. Sa mère nous dit que son enfant a de la fièvre toutes les nuits, que ses urines sont noirâtres, et qu'elle a un peu de diarrhée.

État actuel, 16 février. — Petite fille blonde, très intelligente, paraissant d'une constitution robuste ; sa figure n'est pas œdématiée actuellement ; les paupières ne sont nullement boursouflées ; les joues sont rosées ; les membres supérieurs et inférieurs, tuméfiés, tendus, élastiques, ne conservent pas l'impression du doigt. Le ventre, sans tension, ne paraît pas contenir de liquide. Le murmure respiratoire est *parfaitement pur* dans toute l'étendue de la poitrine ; la percussion n'indique rien d'anormal ; pouls à 80, régulier, peu plein ; chaleur modérée de la peau ; appétit conservé ; soif ordinaire. Cette petite est très gaie, et, à la voir assise sur son séant, on la dirait bien portante.

17 février. — Elle est sans fièvre, et se trouve dans le même état qu'hier. On a recueilli son urine, qui, d'un jaune foncé et un peu trouble, ressemble assez exactement pour la couleur à de la bière brune. L'acide nitrique et la chaleur y font naître un précipité, d'un gris blanchâtre, floconneux, qui se rassemble bientôt au fond du tube à expérience.

(Chiendent, sirop de gomme. Lait et potage).

Cette enfant reste levée depuis le matin jusqu'à trois heures de l'après-midi ; pendant tout ce temps, elle est très gaie, prend du mouvement ; une fois couchée, elle ne tarde pas à devenir abattue, assoupie et grognon ; en même temps, la chaleur de la peau augmente, et le pouls s'accélère (100 pulsations). Dans la soirée, on lui donne un peu de bouillon, qu'elle vomit pendant la nuit.

18 février. — L'état d'hier soir n'a pas de suite. Ce matin, cette petite fille est bien portante ; elle est sans fièvre, a retrouvé sa gaieté, son appétit. Les urines offrent les mêmes caractères et les mêmes réactions qu'hier.

(Tilleul, bain de vapeur de dix minutes de durée. Potages).

19 février. — Elle prend un second bain de vapeurs, à la suite duquel elle transpire abondamment pendant deux heures. Le soir, l'enflure a un peu diminué ; les membres sont moins durs, moins tendus ; l'enfant est sans fièvre, gaie, a bon appétit.

20 février. — Même état. Le précipité que fournissent les urines diminue.

(Tilleul, bain de vapeurs. Soupe).

24 février. — Pendant la nuit dernière, elle a été agitée ; ce matin, la face est peu bouffie ; les membres sont un peu plus volumineux que les jours précédents, sans qu'ils conservent cependant l'impression du doigt ; la peau est chaude ; le pouls plus

fréquent que d'habitude ; les urines continuent à être troubles et d'un jaune brunâtre ; l'appétit est diminué.

(Mauve, sirop de gomme ; le bain de vapeurs est suspendu. Bouillon et lait).

Pendant la nuit, la petite malade dort peu, éprouve de l'agitation, et, vers quatre heures du matin, elle a un vomissement bilieux assez abondant.

25 février. — A sept heures du matin, elle est prise *presque subitement* d'une dyspnée intense ; l'œdème fait en même temps des progrès rapides ; les membres sont toujours élastiques et ne conservent pas l'impression du doigt ; mais le côté gauche, sur lequel l'enfant est inclinée de préférence, est plus infiltré que le droit ; le pouls, petit, très fréquent, est à 160 par minute ; la respiration, courte et très accélérée, est à 84 ; les ailes du nez se dilatent avec force à chaque inspiration ; les battements du cœur sont très rapides ; l'impulsion en est assez énergique, les bruits très éclatants. On entend un peu de râle sous-crépitant en arrière, à la base du côté gauche de la poitrine.

(Mauve, sirop de gomme ; saignée du bras de 240 grammes, si cela est possible, vu l'œdème ; une heure après, 15 grammes d'huile de ricin ; sinapismes aux jambes. Diète).

Une piqûre est faite à chaque bras sans succès, à cause de l'infiltration des membres supérieurs.

On donne alors l'huile de ricin, mais elle est vomie quelques instants après ; il en est de même d'une potion avec une goutte d'huile de croton. La dyspnée continuant à être aussi violente, et l'œdème faisant des progrès, on appliqua à cette petite, vers deux heures de l'après-midi, six sangsues à la région précordiale, et on les laissa couler jusqu'à trois heures et demie. A ce moment, il ne s'est manifesté encore aucune amélioration ; le pouls, toujours aussi fréquent, est plus faible ; la respiration, aussi courte, aussi précipitée, est devenue en outre stertoreuse par instant ; et l'enfant a le côté gauche, sur lequel elle est couchée, beaucoup plus infiltré que le droit. Pendant toute la nuit, le même état de suffocation imminente persiste, et la mort arrive le 26, à six heures du matin, vingt-trois heures seulement après le début des premiers symptômes de dyspnée.

Autopsie. — Faite trente heures après la mort.

La raideur cadavérique a disparu ; on voit que l'œdème est beaucoup plus prononcé à gauche qu'à droite ; la face dorsale de la main gauche, quoique très infiltrée, conserve à peine l'impression du doigt ; cette anasarque, même après la mort, a conservé un degré d'élasticité remarquable.

Tête. — Pas d'épanchement de sérosité dans le tissu cellulaire sous-arachnoïdien, ni dans la cavité de l'arachnoïde ; quelques gouttes seulement de sérosité transparente dans les ventricules latéraux. La substance cérébrale est assez ferme, bien que plus humide que d'ordinaire.

Poitrine. — Ses cavités pleurales sont exemptes d'adhérences et de fausses membranes ; mais elles renferment une certaine quantité de sérosité citrine, transparente, pouvant être évaluée à un verre du côté gauche et à un demi-verre seulement à droite. La cavité du péricarde en contient environ 45 grammes ; sur la face postérieure de cette enveloppe, on voit dans le tissu cellulaire sous-séreux cinq ou six petites ecchymoses de l'étendue d'une tête d'épingle.

Cœur. — Ses cavités gauches contiennent peu de sang ; les droites sont distendues par des caillots peu consistants, non décolorés. Les valvules et les orifices sont sains.

Poumons. — Le gauche est très lourd, et à l'exception du sommet des lobes supérieur et inférieur, portions qui ont une couleur rosée et sont aérées, souples, crépitantes, tout le reste de ce poumon, d'une couleur lie de vin claire, ou mieux encore lilas, ne crépite plus, n'offre plus la structure vésiculaire propre à l'organe ; mais, en revanche, des lignes grisâtres, constituées par le tissu cellulaire interlobulaire, dessinent exactement les limites de chaque lobule devenu compact. Ces portions de poumon mises dans l'eau plongent aussitôt au fond ; elles sont dures et se déchirent avec assez de facilité, sans offrir toutefois la perte de cohésion et la friabilité propres à l'hépatisation. Quand on déchire ces parties altérées, il s'en écoule une quantité considérable de sérosité à peine spumeuse, roussâtre, inodore, et tout à fait distincte du liquide épais, couleur lie de vin, et d'une odeur fétide qui s'écoule de la déchirure d'un poumon hépatisé au premier et au second degré. En outre, quand on fait une ponction dans les portions de poumon œdématiées, il s'en échappe de la sérosité, absolument comme lorsqu'on pratique des mouchetures à la peau dans le cas d'anasarque.

Le poumon droit est beaucoup moins lourd que le gauche, l'œdème ayant envahi de ce côté un nombre bien moins considérable de lobules. Ainsi, au milieu de portions légèrement bosselées, d'un rose clair, souples, crépitantes, remplies d'air, on voit, disséminées çà et là dans toute la hauteur du poumon droit, des lobules d'une couleur lilas, un peu déprimés, compacts, plongeant au fond de l'eau, et laissant échapper, quand on les pique ou qu'on les déchire, de la sérosité roussâtre, et rien que de la sérosité.

Les poumons et les ganglions bronchiques ne renferment pas la moindre production tuberculeuse.

Abdomen. — Sauf un peu d'injection, la muqueuse digestive est parfaitement saine.

Le *foie*, gorgé de sang noir, est augmenté de volume et d'un rouge brun très intense.

La rate et les ganglions mésentériques n'offrent rien à noter.

Reins. — Le gauche a 8 centimètres de hauteur sur 4 1/2 de largeur ; non ramolli, d'un rouge moins brun que d'habitude, il offre un très petit nombre de points blanchâtres à l'extérieur. Une fois incisé le long du bord convexe, on voit que les mamelons tranchent, par leur couleur d'un rouge assez vif, sur la substance corticale décolorée et boursouflée. Cette dernière, surtout dans les portions qui séparent chaque mamelon, est parsemée d'un grand nombre de petits points grisâtres, du volume d'une tête d'épingle. Ces points, qui sont irréguliers et ne se détachent pas à la vue de la substance corticale, paraissent être constitués par des glandules de Malpighi décolorées.

Le rein droit a 8 centimètres 1/2 de hauteur et 4 1/2 de largeur ; il est un peu moins décoloré que le gauche ; mais cependant il est loin d'avoir la couleur rouge foncé du rein à l'état normal. Après l'enlèvement de la capsule fibreuse, on ne voit pas de petites taches grisâtres à la surface extérieure du rein ; mais, une fois qu'on a divisé cet organe, on remarque que la substance tubuleuse est plus rouge que celle du côté opposé ; il en est de même pour la substance corticale ; aussi voit-on mieux trancher, sous forme de petites taches grisâtres, ceux des corpuscules de Malpighi qui ont subi un certain degré d'anémie.

Observation XVI.

Clinique médicale de l'Hôtel-Dieu, M. Béhier. — Observation recueillie par M. le Dr H. Liouville, chef de clinique, in *Thèse,* Paris, Souin de la Savinière, 1873.

Pneumonie. — Délire. — Chute dans la Seine débordée. — Bronchite aiguë généralisée a frigore. — Œdème et emphysème aigus a frigore. — Néphrite aiguë (albuminurie) a frigore. — Adhérences anciennes du péricarde. — Lésions d'endocardite ancienne.

Briotay (François), âgé de 54 ans, est entré le 2 décembre 1872, salle Sainte-Jeanne, n° 5.

A navigué pendant 14 ans, a eu la fièvre de Madagascar, a eu la jaunisse.

2 décembre. — Cyanose. Facies animé. Pupilles contractiles. Dyspnée intense. Veines très développées et saillantes.

Soir. Très léger subdelirium. T. 41°, P. 116, R. 40, saignée de 350 grammes. Sang noirâtre, épais. Le malade soulagé de suite.

Le 3, T. 39°,8, P. 108, R. 42. Soir. T. 40°, P. 120, R. 40.

(Le malade dit qu'il a eu les jambes enflées ; elles ne le sont plus. Il a des varices).

Dyspnée très intense encore. La respiration est encore assez bruyante pour être entendue à distance des deux côtés, râles ronflants en avant et en arrière.

Les veines ne sont plus saillantes. Le pouls est modérément fort, les artères un peu dures (radiales). La cyanose est très diminuée. La face est un peu pâle. Un peu d'albumine dans les urines.

Large vésicatoire sur le creux épigastrique.

Soir. Dyspnée. Respiration bruyante encore. Râles toujours abondants des deux côtés, en arrière et en avant. Râles sibilants très fins. Le malade est sujet à s'enrhumer, dit-il, par les grands froids.

Autopsie. — Faite le 5 décembre 1872.

Cavité thoracique. — Un peu de liquide dans la plèvre du côté gauche, adhérences à droite, sur les côtés et à la partie postérieure. Jet de liquide.

Poumons. — Les poumons présentent un œdème des plus notables, existant sur tout le côté gauche. lobe supérieur. Il existe à ce niveau de véritables masses comme tuméfiées, dans lesquelles le doigt entre avec la plus grande facilité. Dans le lobe inférieur gauche, existe à la face inférieure et sur les bords une pneumonie rouge, un peu granuleuse, assez limitée cependant à ces régions. Un peu plus haut, dans le même lobe, congestion des plus notables, avec issue de sérosité rouge mousseuse et destruction du tissu pulmonaire. Dès qu'on vient à presser plus haut, c'est surtout l'emphysème qui domine avec l'œdème. Dans de certaines places, le poumon a pris une apparence ressemblant à la boue splénique. Or, cela se distingue dans le lobe inférieur droit.

Cœur. — Des adhérences anciennes existent entre les deux feuillets du péricarde, à la face antérieure, partie inférieure.

Cavité abdominale. Reins. — Congestion très vive. Hyperémie. Aspect empâté, comme enflé. Gonflement manifeste et vascularisation intense de toutes les parties. Mais aspect d'empâtement pour la substance corticale surtout.

Au microscope : tuméfaction trouble généralisée, quelques

points où abondent des granulations graisseuses isolées de tous volumes, surtout de petite dimension, très visibles et réfractant spécialement la lumière.

Observation XVII.

G. Andral fils. *Clinique médicale de Lerminier*. Paris, 1824, obs. XIII.

Bronchite chronique. — Grande fétidité des crachats. — Mélanose du poumon. — Œdème aigu du poumon.

Un cuisinier, âgé de 65 ans, entra à la Charité vers le milieu du mois de mars 1822, dans un état d'épuisement et de maigreur extrême. Depuis 10 à 12 ans, il avait la respiration courte et toussait tous les hivers. Pendant l'été de 1821, il avait craché un peu de sang. Lors de son entrée à l'hôpital, il toussait beaucoup, et expectorait en grande quantité des crachats verdâtres très fétides, et s'écoulant en nappe lorsqu'on inclinait le vase; on eût dit d'un liquide sorti d'une poche pleurétique ou d'une vaste excavation tuberculeuse. Au rapport du malade, une semblable expectoration avait lieu depuis plusieurs années. Percutée, la poitrine résonnait bien partout. Par l'auscultation, l'on entendait la respiration grande et nette, avec du sifflement en arrière par intervalles. Le malade était sans fièvre, et n'avait jamais de sueur. (Pilules de Morton, hydromel composé).

Les dix ou douze jours suivants, l'état du malade resta le même. L'expectoration offrait toujours une fétidité repoussante. Bon appétit, grande faiblesse.

Le 28 mars, l'état du malade avait empiré *d'une manière soudaine*. Face livide, yeux éteints, *dyspnée extrême*. Le pouls très fréquent, irrégulier, se sentait à peine.

Les deux jours suivants, suffocation imminente. Râle crépitant très prononcé en arrière des deux côtés. Pouls insensible, langue sèche et un peu brune.

Mort le 31. .

Ouverture du cadavre. — Flaccidité remarquable de la substance cérébrale, quantité assez grande de sérosité accumulée dans les ventricules latéraux et le tissu cellulaire sous-arachnoïdien de la face supérieure du cerveau.

Une très grande quantité de sérosité spumeuse incolore ruisselait du tissu des deux poumons (œdème). En quelques points, il était non crépitant, dur, et d'un noir foncé (mélanose infiltrée). Les grosses bronches, pleines d'un liquide semblable à celui qui était expectoré, sous le rapport de son extrême fétidité, étaient blanches à leur surface interne; mais, dans les petites ramifications remplies du même liquide, la membrane muqueuse offrait une couleur d'un rouge foncé.

Injection vive de la muqueuse gastrique. Rate volumineuse, très molle, et contenant un liquide noir comme de l'encre.

OBSERVATIONS XVIII ET XIX.

BOUVERET, in *Revue de médecine*. Mars 1890, n° 3.

Œdème pulmonaire brightique suraigu avec expectoration
albumineuse.

OBS. I. — G. L..., terrassier, âgé de soixante-deux ans, est admis dans mon service le 19 mai 1889. Son père est mort à soixante ans, d'une pneumonie, et sa mère à cinquante-deux ans, d'une affection indéterminée. Du reste, il est difficile d'avoir des renseignements précis et complets, car le patient est en proie à une dyspnée excessive, au moment de son admission, et il paraît même délirer un peu. Il raconte que sa santé est troublée depuis une dizaine de mois. C'est à ce moment-là qu'il a commencé à éprouver des accès passagers d'oppression et de palpitation, survenant à l'occasion d'une fatigue ou d'un travail prolongé. Le 21 avril 1889, jour de Pâques, il fut pris d'une attaque apoplectique, et la perte de connaissance dura plusieurs heures. Quand il revint à lui, il était aphasique et paralysé de tout le côté droit. Au bout de dix à douze jours, il put parler et marcher; l'aphasie et la paralysie avaient presque entièrement disparu.

L'état actuel a débuté il y a deux jours seulement. Le patient a été brusquement pris de toux et d'oppression très vives, puis d'une abondante expectoration d'un liquide aqueux et coloré en rose. Aujourd'hui, la dyspnée est extrême. Le malade, toujours assis dans son lit, se livre à de pénibles efforts pour respirer. La face est pâle avec des plaques de cyanose; les extrémités sont également cyanosées. A chaque instant survient une quinte de toux, aussitôt suivie d'une abondante expectoration. Depuis son admission, c'est-à-dire depuis douze heures environ, le patient a rempli deux crachoirs, quantité qu'on peut évaluer à deux tiers de litre environ. L'expectoration est composée d'un liquide fluide, mousseux, d'une coloration rosée et qui précipite abondamment par l'acide nitrique. C'est tout à fait l'expectoration albumineuse consécutive à certaines thoracenthèses trop copieuses et trop rapides. La poitrine est pleine de râles sibilants et sous-crépitants, gros et fins, et ces râles remontent jusque dans les fosses sus-épineuses. — Il reste encore un peu d'affaiblissement de la motilité du côté-droit; la main droite serre un peu moins fortement que la main gauche. La parole est assez facile. Il y a un peu de délire; de temps en temps, les réponses sont un peu incohérentes. Le malade se plaint de céphalalgie, dont il souffre d'ailleurs depuis longtemps. On ne constate aucun trouble de la vue. — Le pouls est extrêmement fort et tendu; il soulève le doigt avec une grande énergie, et l'artère paraît notablement augmentée de volume. L'exagération de la tension artérielle est considérable. Le pouls, égal et régulier, bat 100 à 104 fois à la minute. Les battements carotidiens sont très énergiques. Le pouls de toutes les artères accessibles, et particulièrement des fémorales, présente la même force et la même amplitude exagérées. Les veines jugulaires ne sont que médiocrement tuméfiées, et il n'y a pas de pouls veineux cervical. Les pieds sont un peu œdématiés. Le foie dépasse les côtes de plusieurs travers de doigt. — La pointe du cœur bat sous la septième côte et l'impulsion précordiale est extrêmement énergique. L'hypertrophie du ventricule gauche paraît considérable. A la base, et le long du bord gauche du sternum, on entend un souffle au deuxième bruit, comparable au souffle de l'insuffisance aortique. — Depuis le début de cet accès d'orthopnée, le patient urine très peu. L'urine très colorée, d'une teinte jaune foncé, contient une notable quantité d'albumine. — Au moment de l'admission, la température s'élève à 39°,1.

Le 20 mai, lendemain de l'admission, la situation s'est encore aggravée. Pendant toute la nuit, le patient est resté assis sur son lit, haletant, en proie à la même dyspnée excessive et continue. Il a rempli plusieurs crachoirs de ce liquide aqueux, rosé et albumineux. Les râles qui remplissent la poitrine couvrent si complètement les bruits du cœur, qu'il m'est impossible d'entendre le souffle diastolique constaté hier soir par mon interne, M. Péchadre. Ce matin, la température est à 39°,9. — Prescription : saignée de 400 grammes ; application de ventouses sèches sur la poitrine et sur les cuisses ; 15 grammes d'eau-de-vie allemande ; injection sous-cutanée de caféine et d'éther.

Le soir, la dyspnée n'a pas diminué : le patient crache toujours une grande quantité de liquide albumineux ; la température est montée à 40°,5.

Le 21 mai, l'asphyxie fit des progrès rapides, et le patient mourut dans la soirée deux jours après son admission.

Autopsie. — Le cadavre étant réclamé par la famille, nous n'avons pu examiner que les cavités thoracique et abdominale. — Les deux poumons sont le siège d'un œdème congestif énorme et qui s'étend de la base au sommet. A la coupe du parenchyme, le liquide s'écoule déjà en notable quantité ; il ruisselle littéralement quand on presse un lobe entre les doigts. Les bronches sont pleines de ce même liquide mousseux et teinté de rose. Il n'y a pas d'épanchement dans les plèvres. Le parenchyme ne présente pas d'autres lésions que l'œdème congestif ; il n'y a point de foyers apoplectiques, et, bien que la température ait atteint 40°,5, on ne découvre aucun îlot de broncho-pneumonie. — Le cœur est énorme; il pèse 920 grammes. L'hypertrophie porte surtout sur le ventricule gauche. Les cavités droites, très dilatées, étaient pleines de caillots cruoriques. Le myocarde est d'une teinte rouge et paraît généralement sain. On n'y découvre que quelques rares taches jaunâtres. Seul, le muscle papillaire droit contient un petit îlot de sclérose. Les artères coronaires sont ouvertes très loin: elles présentent, surtout sur les gros troncs et jusqu'aux divisions de quatrième ordre, des plaques jaunes d'endartérite, dont le siège de prédilection est au niveau des orifices des collatérales. Au delà des branches de quatrième ordre, les parois artérielles paraissent tout à fait saines, du moins à l'œil nu. Toutes les valvules sont saines, et en particulier les sigmoïdes aortiques. Mais les anneaux fibreux d'insertion sont très dilatés, surtout l'anneau d'insertion des sigmoïdes aortiques. L'aorte ascendante est également très dilatée, mais ne présente point de plaques athéromateuses. Le péricarde viscéral est couvert de grandes plaques laiteuses. — Le foie, très gros, a l'aspect muscade du foie cardiaque. — Les reins pèsent 160 et 165 grammes. La capsule en est très adhérente et la surface très granuleuse. Ils renferment plusieurs kystes de petit volume. La substance corticale est diminuée d'épaisseur et la striation en est beaucoup moins nette qu'à l'état normal. Les pyramides et la substance médullaire sont le siège d'une forte congestion veineuse.

Œdème pulmonaire suraigu brightique.

Obs. II. — M. B..., âgé de quarante-cinq ans, est atteint de néphrite uricémique à la première période. Il donne peu de renseignements sur ses antécédents. Son père est mort à cinquante-deux ans, probablement des suites d'une maladie de cœur; sa mère a succombé à l'âge de soixante-dix-sept ans à une affection dont il ignore la nature.

A vingt-trois ans, M. B... partit pour l'Indo-Chine, où il devait séjourner pendant dix-neuf ans. Il y fut atteint plusieurs

fois de dysenterie et d'une variole grave dont il porte les cicatrices au visage. Pendant presque toute la durée de son séjour en
Indo-Chine, il abusa des plaisirs de la table, mangeant beaucoup
de viande et de gibier, buvant beaucoup de vin et particulièrement du champagne. En outre, il faisait un véritable abus de
tabac.

En 1879, il éprouva quelques douleurs dans les reins, et, à
plusieurs reprises, il constata la présence de sables rouges dans
son urine.

En 1886, il revint en France. Pendant la traversée, il fut pris
de douleurs violentes dans les reins et dans le ventre, qui durèrent
près de deux jours et que le médecin du bord qualifia de coliques
néphrétiques. Ces douleurs furent, en effet, suivies de l'expulsion
de quelques graviers.

Revenu en France, M. B... continua à fumer beaucoup et à
faire grand usage de viande et de vin. Un régime très substantiel
lui paraissait d'autant plus nécessaire, qu'il se croyait affaibli par
la longue durée de son séjour en Indo-Chine. Il attribuait à de
l'anémie des sensations de lassitude et de faiblesse qui sans doute
étaient déjà les premiers signes de la néphrite uricémique dont il
est atteint. Il souffrait aussi d'une oppression modérée, mais survenant fréquemment à l'occasion d'un effort, du coït, d'une
marche un peu prolongée.

Le 30 novembre 1888, dans la matinée, il rentrait chez lui, à
la suite d'une course à pied de 3 kilomètres. Brusquement il est
pris d'une sensation pénible de chatouillement à la gorge et d'une
toux sèche, quinteuse, de plus en plus intense. L'oppression,
d'abord modérée, va grandissant et en quelques minutes s'élève
jusqu'à l'orthopnée. Un médecin appelé en toute hâte est frappé
de la lividité du visage et constate que la poitrine est pleine de
râles. Au bout de quelques minutes de cette angoisse respiratoire
extrême, survient une expectoration de plus en plus abondante
d'un liquide aqueux, mélangé de bulles d'air et légèrement teinté
en rose. A partir de ce moment la dyspnée diminue et le patient
éprouve un soulagement marqué. La crise dura sept à huit heures,

pendant lesquelles la quantité du liquide expectoré dépassa plus
d'un litre. Ces renseignements m'ont été donnés par le malade
lui-même et m'ont été confirmés par son médecin. La crise ter-
minée, l'expectoration dura encore, mais beaucoup moins copieuse, pendant deux jours. Le patient était très abattu, et ce
n'est qu'au bout de quinze jours qu'il put quitter la chambre et
reprendre ses occupations.

Se croyant toujours très affaibli et très anémique, M. B...
continue le même régime alimentaire et fait toujours grand usage
de vin et d'alcool.

Le 4 mars 1889, il vient me consulter pour la première fois.
Il ne se plaint que d'un peu d'oppression quand il marche vite ou
monte un escalier et d'une sensation de lassitude insolite. S'il
n'éprouvait ces deux malaises, sa santé lui paraîtrait satisfaisante.
Il a, en effet, l'apparence d'un homme bien portant. Il est d'un
embonpoint modéré et son visage coloré n'est nullement celui d'un
anémique. Il présente cependant le syndrome du début de la
néphrite interstitielle uricémique. Le pouls est fréquent et bat
90 fois à la minute, même après une demi-heure de repos complet. L'artère radiale est dure, tendue, peu dépressible ; la tension
artérielle est évidemment notablement exagérée. L'impulsion
précordiale est très énergique ; cependant la pointe du cœur n'est
point sensiblement abaissée, et, si le ventricule gauche est hypertrophié, cette hypertrophie est encore très modérée. Les bruits
du cœur sont forts, éclatants, surtout le second bruit aortique.
Il n'y a ni souffle ni bruit de galop. L'auscultation des poumons
donne un résultat à peu près négatif ; j'entends seulement
quelques râles sous-crépitants, très fins, tout à fait à la base des
lobes inférieurs. L'urine est de coloration à peu près normale ; au
moment même de l'émission, elle contient quelques flocons grisâtres qui se déposent lentement au fond du verre à expérience.
L'acide nitrique, versé goutte à goutte le long de la paroi, fait
apparaître un disque albumineux très étroit, mais très manifeste.
Le malade n'a pas mesuré la quantité d'urine émise en vingt-
quatre heures ; mais il est probable qu'il a un certain degré de

polyurie, car il se lève plusieurs fois pendant la nuit pour uriner.
— Prescription : régime lacté mitigé ; suppression du vin, des
liqueurs et du tabac ; un gramme d'iodure de sodium par jour aux
repas ; application répétée de ventouses sèches à la région lombaire.

Le 7 mars 1889, deuxième accès d'orthopnée, en tout comparable, sauf l'intensité, à celui du 30 novembre 1888. Il débute
brusquement le soir, à huit heures, dans un moment de repos,
complet : mais il ne dure que vingt à trente minutes et l'expectoration ne dépasse pas la valeur d'un grand verre. Cependant, à la
suite de ces accès, l'affaiblissement fut assez prononcé et le
malade dut garder la chambre pendant plusieurs jours.

Le 1er mai 1889, M. B... vient me consulter une seconde fois.
Sa situation a peu changé. Il a toujours l'apparence d'un homme
bien portant, mais il présente encore les mêmes signes qui constituent le syndrome de la néphrite uricémique commençante.
L'urine est toujours albumineuse. Cependant les sensations d'oppression et de lassitude sont un peu moins prononcées. Je con-
seille au malade d'augmenter la quantité du lait et de diminuer
celle des autres aliments, c'est-à-dire de se soumettre à un régime
lacté à peu près exclusif.

Le 19 juin 1889, éclate une troisième crise, celle-là bien plus
violente que les deux autres. Il n'y eut pas de cause appréciable.
Il était dix heures du soir, et le patient venait de se mettre au
lit. Tout à coup il éprouve cette sensation de chatouillement
pénible à la gorge et il est pris de cette même toux quinteuse,
signes avant-coureurs des deux précédents accès. L'oppression
augmente de plus en plus ; et la face et les extrémités prennent
une teinte livide. Puis apparaît la même expectoration d'une
sérosité aérée, teintée en rose et de plus en plus abondante.
Cette fois, l'expectoration fut plus précoce ; aussi la sensation
d'étouffement fut moins pénible et de moins longue durée. L'accès
se prolongea pendant quatre heures. Le malade évalue à près
de deux litres la quantité de liquide expectoré. La poitrine était
pleine de râles, et le malade éprouvait une sorte de sensation de

— 153 —

bouillonnement intérieur. La fin de l'accès fut plus rapide et plus
complète que précédemment, ce que le patient attribue à la pré-
cocité et à l'extrême abondance de l'expectoration. L'abattement
consécutif fut beaucoup moins prononcé, si bien que, dès le lendemain, M. B... put quitter la chambre et reprendre une partie
de ses occupations.

Le 15 octobre 1889, M. B... vient me consulter pour la troisième fois. Son état de santé lui semble maintenant satisfaisant.
L'oppression et la lassitude habituelles ont beaucoup diminué. Il
a suivi rigoureusement toutes mes prescriptions. Il ne fume plus
et ne boit plus d'alcool. Depuis plusieurs mois, il suit un régime
lacté à peu près exclusif. Le poids du corps a augmenté de 3 kilogrammes. Cependant je constate encore la persistance de plusieurs des signes du syndrome de la néphrite interstitielle commençante. Le pouls est toujours fréquent et bat 88 à 90 fois à la
minute. Pour la première fois, il présente des intermittences. La
pression artérielle est toujours exagérée ; mesurée avec le sphygmomanomètre de M. Potain, elle est égale à 22 centimètres de
mercure. L'urine, un peu pâle, contient un peu d'albumine. Le
malade, sur ma demande, a mesuré la quantité d'urine émise en
vingt-quatre heures ; elle s'élève à deux litres et demi en
moyenne. Sauf les intermittences, l'état du cœur n'est pas modifié. L'hypertrophie du ventricule gauche est à peine appréciable ; à coup sûr elle n'a pas augmenté depuis le dernier examen.
L'auscultation des poumons donne cette fois un résultat entièrement négatif; les petits foyers de râles sous-crépitants fins, précédemment constatés tout à fait aux bases, ont complètement
disparu. — L'œdème paroxystique du poumon ne s'est pas reproduit depuis trois mois et demi, mais il est à craindre que le
malade n'en soit pas délivré, car, malgré une amélioration notable
de l'état général, les signes de la néphrite uricémique commençante n'ont pas disparu.

Observation XX.

Huchard, in *Revue de médecine et de chirurgie*, novembre 1897.

Néphrite chronique. — Œdème aigu du poumon.

Malade, 45 ans, atteint de néphrite interstitielle depuis quelques années. Pris subitement pendant la nuit d'une dyspnée extrême.

Un médecin qui fut immédiatement appelé, ayant constaté la présence d'une faible quantité d'albumine dans les urines (environ 20 à 30 centigrammes) devenues subitement très rares, et sachant qu'à une consultation antérieure j'avais posé le diagnostic de néphrite interstitielle d'origine artérielle, s'autorisa assez judicieusement de ces deux renseignements pour croire à l'existence d'une dyspnée urémique. Mais il y avait un symptôme qu'il s'expliquait mal : une expectoration très liquide, très abondante, mousseuse et rosée. De plus, dès le début même des accidents, il constatait à la base des deux poumons des râles crépitants extrêmement fins, serrés et nombreux.

Le lendemain matin, consultation avec un confrère du quartier. En raison d'une épidémie de grippe concomitante et de râles fins qui, en quelques heures, avaient envahi les deux tiers inférieurs poumons, on émet l'idée d'une grippe à forme de congestion pulmonaire et de « catarrhe suffocant ». Mais, pour la confirmation de ce diagnostic, une nouvelle difficulté se présentait : l'absence absolue de fièvre, malgré l'accélération du pouls, et aussi l'absence de tout symptôme grippal chez ce malade.

Je le vois, le jour même, à 4 heures du soir, et je trouve un malade en proie à une orthopnée des plus intenses : facies pâle et presque livide, grande accélération du pouls (139 à 140 puls.) avec hypothermie (36° à 36°,2), fréquence extrême des mouvements respiratoires jusqu'à 76 par minute, léger œdème des membres inférieurs survenu seulement depuis quelques heures, des flots d'albumine alors qu'il n'y en avait que quelques centigrammes pendant la nuit précédente, un pouls radial très petit et dépressible avec hypotension artérielle alors que quelques jours auparavant il était fort résistant et comme « cordé », un gonflement considérable avec pulsations des veines jugulaires faisant place aux battements exagérés des artères cervicales des jours précédents, avec les signes d'une dilatation suraiguë du cœur droit succédant à ceux de l'hypertrophie ventriculaire gauche. Les battements du cœur étaient accélérés avec bruit de galop médio-diastolique des plus nets. Mais, ce qu'il y avait de plus remarquable, c'était l'existence de râles fins, serrés, nombreux, s'entendant pendant toute l'inspiration et dans les deux tiers de l'expiration, râles qui avaient promptement envahi toute la poitrine de la base jusqu'au sommet, sans qu'il fût possible de trouver un endroit large comme une pièce de cinq francs où le murmure vésiculaire pût être trouvé à peu près normal. Ce qui était remarquable encore, c'était la suppression absolue de toute expectoration bronchique, alors qu'elle avait été si abondante quelques heures auparavant et qu'elle avait rempli plusieurs crachoirs. Les bronches s'étaient subitement paralysées, sorte de bronchoplégie dont nous constations la reproduction dans le diaphragme comme immobile et parésié à son tour.

C'est alors que, me rappelant des faits semblables signalés par Bouveret (de Lyon), dans certains cas de mal de Bright j'affirmai le diagnostic d'œdème suraigu du poumon, avec pronostic extrêmement grave. Malgré une saignée abondante, malgré l'emploi de lavements purgatifs, de ventouses sèches et de pointes de feu sur la poitrine, d'injections sous-cutanées d'éther et d'huile camphrée, ce malade succomba rapidement au milieu de l'asphyxie la plus complète, vers dix heures du soir, moins de 24 heures après le début des premiers accidents.

Observations XXI, XXII et XXIII.

Dieulafoy, in *Bulletin médical*, 3 novembre 1897.

Œdème pulmonaire suraigu brightique.

Obs. I. — Le malade que je vous présente en ce moment
et qui va faire le sujet de cette leçon, a été atteint d'*œdème
brightique suraigu du poumon*, et à le voir actuellement,
ayant si bonne mine, si bonne allure, on ne se douterait
guère qu'il est entré, il y a quelques jours, mourant à l'hôpital.
Le 15 octobre dernier, cet homme, âgé de quarante-cinq ans,
typographe de son état, a été pris d'une oppression si rapidement inquiétante, qu'on n'a eu que le temps de le mettre en voiture
et de le transporter à grand'peine à l'Hôtel-Dieu. Dès son arrivée
dans notre salle Saint-Christophe, au lit n° 2, il a donné aux élèves
du service l'impression d'une asphyxie imminente et d'une mort
prochaine. La face pâle et couverte de sueurs froides, l'œil éteint,
les lèvres livides, les doigts et les ongles bleuâtres, la respiration
anxieuse et précipitée, le pouls misérable et accéléré, tel était
l'état du moribond. Dans ces conditions, l'interrogatoire du malade était impraticable. L'auscultation du cœur était impossible;
l'auscultation de la poitrine faisait percevoir, dans toute l'étendue
des deux poumons quelques râles sibilants et une véritable pluie
de râles fins sous-crépitants. Au premier abord, cet état rappe-
lait la bronchite capillaire, ou le catarrhe suffocant, ou la gra-
nulie; il donnait encore l'impression d'une maladie du cœur ou
de l'aorte avec retentissement pulmonaire. Bien que difficile, le
diagnostic n'était pas insurmontable si l'on savait mettre à profit
les quelques signes de grande valeur dont je vais vous parler. Le
malade toussait et crachait, et son expectoration abondante prenait dans le crachoir une apparence mousseuse, spumeuse,
rosée. De plus, les paupières étaient bouffies, les jambes étaient
légèrement œdématiées, la température était abaissée à 35°,2, et

les quelques gouttes d'urine rendues par le malade étaient fortement albumineuses. L'étude raisonnée de ces symptômes, l'oligurie, l'albuminurie, la bouffissure du visage, témoignaient de
l'existence d'une néphrite; et l'expectoration mousseuse, albumineuse, rosée, jointe à la pluie de râles fins qui encombraient
les poumons, tout cela permit à mon chef de clinique, M. Char-
rier, de poser le diagnostic d'œdème brightique suraigu du poumon. C'est, en effet, le diagnostic auquel il fallait s'arrêter.

En pareille circonstance, la médication s'imposait; on appliqua
immédiatement des ventouses scarifiées et on pratiqua une
saignée de 300 grammes. L'effet produit par l'émission sanguine
fut immédiat. Il se fit, dans l'état du malade, un changement à
vue. La respiration devint plus libre, l'expectoration plus rare,
en moins d'une heure, la pluie de râles fins disparut aux parties
supérieures des poumons et la mort fut conjurée. Il n'est pas
possible de voir un succès thérapeutique plus prompt et plus
saisissant. On prescrivit le régime lacté absolu, les boissons
lactosées, et en fait de médicament, je me bornai à donner une
dose journalière de 20 grammes de vin diurétique de Trousseau.

Le lendemain, le malade était transformé, il respirait à son
aise, la teinte asphyxique avait disparu et la température était
normale. L'auscultation du cœur, devenue possible, laissait percevoir un léger bruit de galop, ce signe précieux dont nous devons la connaissance à M. Potain, et à l'auscultation des poumons
on n'entendait plus de râles qu'aux deux bases; partout ailleurs
la respiration était devenue normale, les reins commençaient à
fonctionner et les urines, presque nulles la veille, mais fort albumineuses, s'élevaient maintenant à 200 grammes. La partie était
gagnée.

Dès le surlendemain, le malade pouvait nous donner sur son
état antérieur les renseignements les plus circonstanciés; il nous
raconta que depuis quelque temps sa santé s'était légèrement
altérée; il avait éprouvé depuis plusieurs mois quelques-uns des
petits accidents du brightisme: pollakiurie, crampes dans les
mollets, sensation du doigt mort, œdème des paupières et des

malléoles, et c'est dans le cours de ce brightisme qu'avaient
éclaté les grands accidents d'œdème pulmonaire suraigu avec
menace d'asphyxie.

Vous avez pu suivre l'amélioration rapide qui s'est faite chez
cet homme. En quelques jours, la situation a totalement changé ;
aujourd'hui la respiration est régulière, c'est à peine si quelques
râles persistent aux bases des poumons, la bouffissure du visage et
l'œdème des jambes ont complètement disparu. La quantité des
urines atteint 150 grammes ; toutefois l'albumine persiste à la
dose de 1^{gr},50 par jour et la dépuration urinaire est encore insuffisante, car la toxicité des urines, expérimentalement recherchée,
est loin d'avoir atteint son taux normal.

Obs. II. — J'ai été témoin, l'an dernier, dans mon service de
l'hôpital Necker, d'un fait qui faillit se terminer d'une façon dramatique. Il s'agissait d'un malade que je faisais examiner à l'am-
phithéâtre, un jour de cours, par un de mes élèves. Ce malade
était un brightique, qui présentait entre autres symptômes des
troubles accentués d'intolérance gastrique. Pendant l'examen du
malade, nous nous aperçumes, et tous les assistants s'aperçurent
en même temps, que cet homme devenait dyspnéique, sa respiration s'accélérait, il semblait étouffer. Je l'auscultai immédiatement ; je constatai l'apparition d'une pluie de râles fins, disséminés
en abondance dans les deux poumons ; ces râles expliquaient
suffisamment l'angoisse dyspnéique rapide à laquelle nous assis-
tions. En même temps, le malade fut pris de quintes de toux et
il rendit sous nos yeux une quantité de liquide spumeux, mousseux, rosé, qui vint confirmer le diagnostic. Il était évident que
cet homme, qui, les jours précédents, n'avait que quelques râles
dans la poitrine et dont l'oppression était fort modérée, venait
d'être pris brusquement d'un œdème suraigu du poumon qui me-
naçait de se terminer rapidement par la mort. J'avoue que j'eus
un moment d'anxiété profonde, car le malade, couvert de sueurs
et l'œil hagard, prit rapidement une teinte asphyxique, et je me
demandai un instant s'il n'allait pas succomber avant qu'on lui

eût porté secours. Sans perdre un instant, je fis pratiquer par mon interne, M. Kahn, une saignée de 400 grammes, et le résultat ne se fit pas attendre. A mesure que le sang s'écoulait de la veine, le malade revenait à lui, la respiration se faisait plus librement, l'angoisse diminuait progressivement, comme s'il se fût agi d'une expérience de laboratoire, et, un quart d'heure plus tard, le malade nous disait lui-même qu'il avait eu conscience de ces deux états bien opposés, qu'il s'était d'abord senti mourir, puis qu'il s'était senti renaître à mesure que le sang s'écoulait de la veine. A dater de ce moment l'œdème diminua rapidement dans les poumons, l'accident fut conjuré et le malade resta dans nos salles comme simple brightique ; il nous quittait trois mois plus tard sans que l'œdème pulmonaire se fût reproduit.

OBS. III. — En 1892, au mois de septembre, je recevais dans mon service de l'hôpital Necker un malade atteint d'accidents urémiques avec oligurie. Ce brightique se plaignait d'oppression et de céphalée violente. On constatait, à l'auscultation, des râles fins dans les deux poumons, notamment en arrière du côté droit. Ces symptômes dyspnéiques, ainsi que les maux de tête, remontaient à deux mois environ. Les urines contenaient une faible proportion d'albumine. Les jambes étaient assez fortement œdématiées. Comme traitement, je prescrivis le régime lacté absolu et la tisane de lactose. Après quelques jours de ce régime, le malade se sentait beaucoup mieux, la dyspnée avait presque disparu, on n'entendait plus que quelques râles disséminés et l'œdème des jambes avait notablement diminué. Néanmoins, la quantité d'urine restait fort inférieure à la normale, ce qui n'était pas de bon augure.

Tout à coup, dans la soirée du 3 septembre, les accidents dyspnéiques reparaissent avec intensité. A l'oppression, qui ne fait qu'augmenter, s'ajoute une expectoration abondante, spumeuse, mousseuse, rosée, conséquence d'un œdème brightique suraigu du poumon, qui dura une partie de la nuit. Le lendemain, la dyspnée persistait toujours et, à l'auscultation, on percevait des râles fins de toute nature. Je fis appliquer sur la poitrine une quantité de ventouses scarifiées; le surlendemain, 5 septembre, je prescrivis une saignée de 250 grammes. Sous l'influence des émissions sanguines, survint une amélioration notable, les râles diminuèrent et la respiration devint presque libre.

(OBSERVATIONS XXIV, XXV, XXVI ET XXVII.)

GIRAUDEAU, in *Bulletin médical*, 3 novembre 1897.

Œdème pulmonaire suraigu brightique.

OBS. I. — Dame de soixante-dix-neuf ans, qui fut prise brusquement, dans la nuit, pendant son sommeil, d'un accès d'étouffement des plus intenses, alors que la veille encore elle était en parfaite santé. En arrivant auprès de la malade, M. Giraudeau la trouva en proie à une dyspnée voisine de l'asphyxie; le nombre des mouvements respiratoires atteignait presque cent par minute, les extrémités étaient glacées, cyanosées, recouvertes d'une sueur froide, le facies exprimait l'angoisse la plus profonde, la mort semblait imminente. A chaque instant, survenaient des quintes de toux qui se terminaient par une expectoration mousseuse, très abondante et légèrement teintée en rose; l'accès durait à peine depuis une demi-heure, et déjà la quantité de mousse rejetée pouvait être évaluée à un demi-litre environ. Dans toute l'étendue de la poitrine, on entendait, aux deux temps de la respiration, des râles extrêmement fins. Le pouls était incomptable. Il s'agissait bien d'un œdème suraigu du poumon, mais quelle en était la cause ? M. Giraudeau fit, séance tenante, l'examen des

-----

(1) Rapportées par M. Dieulafoy.

urines que la malade avait rendues avant de se coucher, c'est-à-
dire avant l'accès d'étouffement, et les urines contenaient une
quantité d'albumine pouvant être évaluée approximativement à
1^{gr},50 ou 2 grammes. Malgré l'âge de la malade, et vu la gravité
de la situation, une saignée de 350 grammes fut aussitôt pratiquée. Les accidents diminuèrent presque instantanément, mais
l'expectoration mousseuse et rosée persista encore plusieurs
heures.

Le lendemain matin, à son grand étonnement, M. Giraudeau
trouva la malade considérablement améliorée ; la dyspnée avait
presque disparu, l'expectoration n'était plus ni mousseuse, ni
rosée ; de temps à autre, cette dame rejetait quelques crachats
blanchâtres sans caractères particuliers ; le refroidissement des
extrémités et la cyanose avaient disparu ; les râles sibilants et
sous-crépitants étaient beaucoup moins nombreux ; bref, de tout
l'appareil dramatique de la nuit, il ne restait qu'une fatigue
extrême et une courbature surtout prononcée au niveau des atta-
ches du diaphragme. Il fut alors possible de constater qu'il n'y
avait ni lésion mitrale, ni lésion aortique ; mais en revanche on
pouvait constater un bruit de galop brightique des plus nets.
Sous l'influence du régime lacté absolu, les accidents ne reparu-
rent plus, et, pendant plusieurs mois, cette dame, dont la santé
avait été jusque-là parfaite, en apparence, put vivre, sans en-
traves, de la vie commune.

Six mois plus tard, un nouvel accès nocturne d'œdème suraigu pulmonaire éclata brusquement ; il fut, toutefois, moins
violent que le premier. Pendant les deux années qui suivirent, la
santé fut relativement bonne, et l'albuminurie, qui disparaissait
complètement sous l'influence du régime lacté, ne reparaissait
qu'avec la cessation du régime. La vieille dame mourut loin de
Paris, à l'âge de quatre-vingt-un ans, c'est-à-dire plus de deux
ans après l'apparition du premier accès d'œdème suraigu du poumon ; et, d'après le récit qui fut fait de sa mort, il y a tout lieu
de supposer qu'elle succomba à de nouveaux accidents comparables à ceux du premier accès.

FOUINEAU.   11

Obs. II. — Dame de soixante-douze ans, qui le fit appeler un matin du mois de novembre 1892 pour un accès d'oppression très violent qu'elle avait eu pendant la nuit. La malade était assise sur son lit, encore toute haletante ; elle raconta d'une voix entre-coupée qu'elle se sentait beaucoup mieux pour le moment, mais qu'elle avait cru mourir dans la nuit, tant la suffocation avait été intense pendant plusieurs heures. Auprès du lit de la malade se trouvait une cuvette remplie d'une mousse rosée, et au-dessous de cette mousse on constatait l'existence d'un liquide transparent, légèrement visqueux, à peine teinté en rose. D'emblée, le diagnostic s'imposait ; il était évident que la malade avait été prise, pendant la nuit, d'un accès d'œdème suraigu du poumon. A l'auscultation de la poitrine, on constatait de nombreux râles fins, sous-crépitants, plus abondants aux deux bases ; l'aucultation du cœur permettait de constater l'intégrité des orifices du cœur et de l'aorte, mais ne laissait aucun doute sur l'existence d'un bruit de galop d'origine brightique.

Les urines étaient rares, d'un rouge brique et très albumi-neuses. Un œdème assez prononcé existait aux membres infé-rieurs. La malade raconta que, depuis quelques mois, elle était oppressée, elle montait péniblement les escaliers, elle s'était en-rhumée, disait-elle, quelques jours avant ; elle avait toussé et frissonné, elle avait eu du coryza et tous les signes d'une grippe légère.

La saignée ayant été repoussée par l'entourage de la malade, on appliqua huit ventouses scarifiées à la région des reins, et on conseilla le régime lacté absolu. L'oppression persista pendant plusieurs jours, mais l'expectoration ne fut plus ni mousseuse, ni rosée, elle prit l'apparence d'un liquide visqueux analogue à du blanc d'œuf cru. Les râles persistèrent encore pendant quel-que temps, puis tout rentra dans l'ordre ; seule l'albumine ne disparut jamais complètement. A l'heure actuelle, quatre ans se sont écoulés depuis l'apparition de cet œdème suraigu du pou-mon, et la santé est relativement bonne, à la condition, toutefois, que la malade ne fasse pas d'infraction à son régime lacté.

Obs. III. — Homme de cinquante-neuf ans, diabétique depuis de nombreuses années et chez lequel la disparition du sucre fut suivie de l'apparition d'albumine graduellement progressive. En 1887, M. Giraudeau fut appelé un soir vers neuf heures, auprès de ce malade qui venait d'être pris d'un terrible accès d'étouffement. Cet homme était mourant, en proie à une dyspnée des plus violentes, la face pâle, inondée de sueur, le pouls à peine perceptible, incomptable. Ce pauvre homme, assis dans un fauteuil, tenait sur ses genoux un bol rempli d'une expectoration mousseuse d'un blanc rosé, expectoration qu'il venait de rendre depuis le début de son accès d'oppression. Cet accès d'oppression avait commencé brusquement, sans cause apparente, deux heures auparavant, presque aussitôt après le dîner.

Dans toute la poitrine existait une véritable tempête de râles fins et serrés, sibilants et sous-crépitants. Séance tenante, M. Giraudeau pratiqua une saignée de 400 grammes, il fit couvrir la poitrine de ventouses sèches, il appliqua des sinapismes sur les membres inférieurs. Il pratiqua une injection sous-cutanée de 80 centigrammes de caféine, puis une autre injection d'un centimètre cube d'éther sulfurique, mais, malgré ce traitement énergique, l'asphyxie devint imminente, le malade n'eut plus la force d'expulser le liquide qui encombrait l'appareil broncho-pulmonaire, et il mourut de cet accès d'œdème brightique suraigu du poumon, trois heures après le début des accidents.

Obs. IV. — Peintre en bâtiments, âgé de cinquante-cinq ans, atteint d'accidents saturnins, et entré à l'Hôtel-Dieu annexe en 1895, pour une anasarque consécutive à une néphrite saturnine. Quatre jours après l'admission de ce malade à l'hôpital, M. Giraudeau le trouva un matin en proie à une dyspnée des plus vives qui avait débuté la veille dans la soirée. L'oppression avait été si violente, qu'à plusieurs reprises le malade s'était cru perdu. Pendant la nuit, trois crachoirs avaient été remplis d'une mousse spumeuse et rosée ; la teinte rosée était très accusée dans le premier crachoir, elle l'était moins dans le deuxième et moins encore dans le troisième. L'auscultation de la poitrine dénotait une véritable pluie de râles sous-crépitants très fins. On pratiqua séance tenante une saignée de 5oo grammes et le lendemain matin, bien que la dyspnée n'eût pas complètement disparu, le malade était notablement mieux, les râles étaient moins nombreux, moins fins et l'expectoration était beaucoup moins abondante. Les jours suivants l'amélioration s'accentua, sans toutefois que l'oppression disparût complètement. L'anasarque était très prononcée, les urines étaient fortement albumineuses et beaucoup moins toxiques qu'à l'état normal. Enfin, le malade supportait très mal le régime lacté.

Deux mois plus tard survinrent encore des troubles violents de la respiration ; mais il ne s'agissait pas cette fois d'œdème suraigu du poumon, il s'agissait d'une dyspnée toxique, urémique, avec respiration de Cheyne-Stokes. Les symptômes urémiques s'aggravèrent et le malade tomba dans une somnolence continuelle, qui se termina par le coma urémique et par la mort. A l'autopsie, on trouva deux reins petits, indurés, pâles, kystiques. Le ventricule gauche était très hypertrophié.

OBSERVATION XXVIII A XXXV.

TONNEL, in Echo Médical du Nord, 27 juin 1897.

Œdème pulmonaire aigu brightique.

OBS. I. — Tourb., Catherine, 55 ans, mariée, journalière, entrée à l'hôpital Saint-Sauveur le 3o novembre 1892.

Antécédents. — Mère morte du choléra. Père mort d'affection pulmonaire chronique. Son mari est mort, à 70 ans, d'affection pulmonaire. 4 enfants morts, 2 vivants, dont l'un est venu à l'hôpital pour tuberculose.

Personnellement, variole à 10 ans, péritonite à 20 ans, ménopause à 5o ans, marquée par une hémorragie cérébrale, influenza plus tard, érysipèle. Excès alcooliques nombreux, mauvaise hygiène.

État actuel. — Depuis son influenza, soignée à l'hôpital de la Charité, la malade a présenté la plûpart des petits signes du brightisme, avec l'apparition d'un léger œdème des membres iuférieurs, le soir avant le coucher. Aujourd'hui facies bouffi, œdème de la région sous-orbitaire, et des membres inférieurs. Peu de troubles digestifs.

Cœur légèrement hypertrophié. Bruits bien frappés, avec accentuation du second temps. Pas de bruit de galop.

Appareil respiratoire. — La malade tousse peu. Pas de crachat. De temps en temps, accès de dyspnée très notables. La malade est alors anxieuse, agitée, ne pouvant ni rester alitée, ni se lever. Elle se plaint d'une sorte de compression thoracique, d'une « cuirasse qui l'empêche de respirer ». Cette dyspnée est plutôt « une gêne incommode qu'une suffocation ».

Palpation. — Rien d'anormal.

Percussion. — Légère submatité au sommet droit en arrière, normale dans tout le reste des poumons.

Auscultation. — En un foyer, nettement délimité dans la fosse sus-épineuse droite, au sommet du poumon, abolition presque complète du murmure vésiculaire; nombreux râles fins, crépitants, qui semblent d'autant plus lointains et moins abondants que l'on s'éloigne d'un point central. Pas de souffle, pas de modification de la voix, dont la sonorité est légèrement atténuée au niveau du point où les râles sont plus marqués. L'étendue du siège des râles est à peu près celle de la paume de la main. La respiration est normale dans le reste des deux poumons en avant comme en arrière.

Pas de crachats, pas de sueurs la nuit.

Système nerveux. — Plaques d'anesthésie au niveau des avant-bras, des cuisses. Bourdonnements d'oreilles. Céphalée hémicrânienne gauche.

Urines : albumine (Méthode d'Esbach) 1^{gr},5o par litre. 3^{gr},25 par 24 heures. Cylindres colloïdes, pas de sucre.

La température pendant son séjour n'atteint 37°, ni le matin ni le soir.

Le traitement institué est celui du mal de Bright.

15 décembre 1894. — Grands frissons survenant le soir surtout, depuis avant-hier. Céphalalgie plus intense qu'auparavant.

La température est à 37°,2 matin et soir.

Vomissements de matières visqueuses le 14 au soir.

Une plaque rouge, saillante, limitée par un bord très net, est apparue à la racine du nez et a envahi les deux paupières œdématiées. Nous posons le diagnostic d'érysipèle malgré le peu d'élévation de la température.

Appareil respiratoire. — Déplacement du foyer d'œdème pulmonaire signalé le 30 novembre. Le foyer est plus près du creux de l'aisselle que de la colonne vertébrale, dont il n'était distant que de trois travers de doigt, et dont il est éloigné maintenant de toute la paume de la main.

Urines: albumine, 1 gramme par litre; 2^{gr},75 par 24 heures.

16 décembre. — Urines: albumine, 2^{gr},50 par litre; 3 grammes par 24 heures. Œdème des jambes augmente. L'érysipèle reste stationnaire.

La température oscille de 37°,4 le soir à 36°,8 le matin. On remplace la caféine par une infusion de digitale.

20 décembre. — Disparition du foyer d'œdème pulmonaire; même température.

22 décembre. — La température tombe. Urines: albumine 3 grammes par litre; 3^{gr},50 par 24 heures. Nouveau foyer d'œdème pulmonaire au sommet du poumon gauche.

26 décembre. — Érysipèle terminé. Œdème du poumon disparu. Les crachats muco-purulents, envoyés au laboratoire des cliniques, ont été examinés par M. le professeur Surmont, qui a posé le diagnostic de « bronchite ».

30 décembre. — L'action des jambes diminue.

4 janvier 1895. — La malade quitte l'hôpital. Elle ne tousse plus. A l'auscultation on ne trouve aucun signe de bronchite, ou d'œdème pulmonaire. La température est redevenue normale.

D'après l'examen n° 57 des urines envoyées au laboratoire des cliniques, nous avons: volume: 1,750 centimètres cubes.

Densité 1,022. Réaction: acide. Urée par litre: 9gr,76. Albumine: traces. Sucre: néant.

Obs. II. — Mout... Louis, 51 ans, célibataire, serrurier. Entre le 4 novembre 1892.

Antécédents héréditaires et personnels. — Une sœur tuberculeuse. Il est alcoolique. Depuis un an il a éprouvé tous les les symptômes du mal de Bright.

État actuel. — Facies pâle, bouffi. Œdème de la face, des paupières, des jambes.

Appareil respiratoire. — Le malade ne peut faire un mouvement sans être oppressé immédiatement. Cette dyspnée presque permanente est augmentée par le moindre effort. Toux sèche, impérieuse, quinteuse. Crachâts spumeux, aérés, striés de sang, dans lesquels l'examen, fait au laboratoire des cliniques, n'a révélé aucun bacille de Koch.

Palpation. — Vibrations thoraciques diminuées à droite, normales à gauche et en arrière. Rien en avant.

Percussion. — Matité à droite, submatité à gauche et en arrière.

Auscultation. — En avant normale, en arrière à droite, abolition du murmure vésiculaire, inspiration rude, presque soufflante. Pas de craquement, pas de râle. En arrière à gauche râles crépitants fins sans aucun caractère particulier, sans souffle. Ces râles se propagent de la fosse sus-épineuse dans le creux axillaire sans plus s'étendre toutefois en avant et en arrière.

Étant donnés la dyspnée, l'albuminurie du malade, les signes de l'auscultation, M. le professeur Wannebroucq pose le diagnostic de mal de Bright, commencement de tuberculose à droite, œdème albuminurique du poumon gauche.

Appareil circulatoire: Artères athéromateuses. Cœur normal, aucun bruit de galop, pas de souffle, pas d'hypertrophie.

Appareil digestif: Inappétence absolue, pas de vomissements, pas de diarrhées.

Urines: albumine: 2 grammes par litre, 2 gr. par 24 heures.

15 décembre. — L'oppression augmente. Le malade est forcé de rester assis sur son lit. Il lui est impossible de rester couché sur le dos. Crachats puriformes dans lesquels on ne trouve pas plus de bacille de Koch que le 4 novembre. L'œdème est généralisé à tout le sommet du poumon gauche. Rien à noter de nouveau à droite. Pas de fièvre.

Urines: albumine, 2 grammes par litre, 3 grammes par jour.

18 décembre. — Le malade est haletant. Pouls irrégulier, arythmie cardiaque. Urines: albumine: $1^{gr},5o$ par litre.

20 décembre. — Mort du malade.

Autopsie. — 1° *Reins* blancs à la surface desquels nombreux pinceaux vasculaires et quelques points ecchymotiques. Lésions de néphrite mixte sur des coupes microscopiques.

2° *Poumons.* — Du côté droit, lésions de tuberculose pulmonaire. Nombreux tubercules caséifiés dont l'examen bactériologique (Examen n° 161) du laboratoire des cliniques a donné de nombreuses bacilles de Koch. — Au côté gauche le sommet à sa partie postérieure est d'une couleur jaunâtre plus dense que l'eau, laissant écouler à la coupe un vrai ruisseau de sérosité rougeâtre, aérée, qui, examinée au microscope, nous a donné de nombreux globules blancs et quelques rares hématies.

Sur des coupes, congestion des capillaires distendus, gorgés de globules rouges. Dans les alvéoles distendus également, sérosité de transsudation contenant peu de globules rouges. La lumière des bronches est obstruée par de la fibrine contenant de nombreux globules blancs.

Foie, Rate. Cœur: rien. Estomac dilaté.

Obs. III. — Van Réven..., Pierre, 77 ans.

Néphrite latente depuis plusieurs années, développée par une attaque d'influenza.

Depuis longtemps avant de contracter l'influenza, le malade eut quelques petits accidents du mal de Bright, entr'autres un affaiblissement de la vue pour lequel il consulta M. le professeur de Lapersonne, il y a trois ans environ. Le diagnostic albuminurie fut déjà posé à ce moment et le régime lacté institué. Tout phénomène d'albuminurie disparut à la suite de ce traitement.

Il y a quinze jours environ, invasion de grippe. Quelques jours après l'œdème des jambes réapparaît, le malade devient oppressé. Toux sèche, quinteuse, amenant quelques rares crachats aérés, spumeux. Pas de points de côté, pas de frisson.

Le 24 février nous constatons avec les signes de la grippe :

1° Du côté de l'appareil circulatoire, un assourdissement pur et simple des bruits du cœur qui n'est pas hypertrophié ;

2° Du côté de l'appareil respiratoire, une dyspnée qui s'accroît avec le moindre effort et qui se chiffre en moyenne par 25 à 30 inspirations à la minute.

La percussion donne matité aux deux sommets ; rien aux bases.

L'auscultation nous révèle, en avant comme en arrière, aux deux sommets seulement, des râles sous-crépitants, apparaissant à l'expiration, marqués surtout à la fin de l'expiration. Pas de souffle. Rien aux bases.

Les crachats, examinés au point de vue bactériologique, ne nous dévoilent que quelques microcoques.

Rate et foie légèrement hypertrophiés.

Urines : albumine, 1gr,50 par litre, 1gr,50 à peine par 24 heures.

La température était à 37°,3 le matin, 37°,4 le soir.

2 mars. — En avant, on trouve des râles plus nombreux, sans souffle, s'étendant dans la fosse sous-claviculaire tout entière ; la température ne dépasse jamais 37°,2.

3 mars. — Dyspnée tellement intense que je suis appelé la nuit. Deux injections de morphine, deux injections d'éther sont données au malade. En même temps apparition d'un nouveau foyer d'œdème pulmonaire allant de la clavicule à l'omoplate, contournant tout le tronc.

Peut-être y a-t-il un peu de congestion à la base des deux poumons où l'on perçoit, outre de nombreux râles muqueux différents, des râles secs du sommet, quelques sibilances accompagnées de submatité et d'une augmentation notable de vibrations thoraciques qui sont diminuées au niveau des foyers d'œdème pulmonaire.

En arrière, râles muqueux et sibilants au niveau des deux bases.

Urines: albumine 1 gramme par litre. 3 grammes par 24 heures. Nombreux sédiments uratiques. Nombreux phosphates ammoniaco-magnésiens. Nombreuses bactéries.

5 mars. — Nouvel accès de dyspnée. Râles de bronchite en avant, comme en arrière, dans tout le poumon.

8 mars. — Aucune modification notable. Toutefois le malade dit respirer mieux. Urines : albumine, 1 gramme par litre 1^{gr},5o par 24 heures.

10 mars. — Œdème des jambes n'existe plus. Crachats muco-purulents. Urines: 0,75 d'albumine par litre. 1^{gr},5o par 24 heures.

20 mars et 22 mars. — État général va en s'améliorant. L'œdème pulmonaire disparaît en même temps que l'œdème des membres inférieurs et de la face. Quand le malade sort, il ne persiste guère que quelques râles de bronchite dans les deux poumons.

Urines : 0^{gr},75 d'albumine par litre.

Grippe à forme gastro-intestinale. — Néphrite latente qui se manifeste à l'occasion de la grippe.

Obs. IV. — Oud..., Henri, 61 ans, coiffeur. — Aucun renseignement sur ses antécédents.

25 février 1895. — Avec le début d'une attaque de grippe à forme gastro-intestinale, sur laquelle nous n'insisterons pas, apparaît de l'œdème des jambes. Depuis longtemps, pollakiurie, sensation de doigt mort, cryesthésie, céphalée, épistaxis matutinales, etc.

On constate du côté de l'appareil respiratoire, une dyspnée intense, la nuit surtout, où elle présente des accès spontanés causés surtout par le décubitus dorsal, avec une durée de plusieurs heures, à peine calmés par des injections de morphine. La suffocation est tenace, et n'amène pas cependant de la cyanose de la face. Le nombre d'inspirations est en moyenne de 3o par minute, entremêlées de quintes de toux pénibles, amenant l'expulsion de crachats visqueux, aérés, mélangés de filaments et de grumeaux sanguins, mais différents comme aspect des crachats rouillés de la pneumonie. Leur examen bactériologique n'y révèle d'ailleurs aucun diplocoque.

A la palpation, diminution des vibrations thoraciques en avant et en arrière aux deux sommets du poumon. Rien d'anormal aux deux bases.

A la percussion, matité surtout marquée aux deux sommets en arrière. Submatité au niveau du hile du poumon droit en arrière, submatité en avant au niveau de la fosse sous-claviculaire gauche due à la présence du cœur.

A l'auscultation: en avant, dans les fosses sous-claviculaires, respiration un peu soufflante qui ne dépasse point toutefois les proportions d'une respiration vicariante.

Dans tout le reste des poumons, en avant, râles de bronchite.

En arrière : à la base, respiration normale. Au niveau du hile du poumon droit, quelques râles crépitants, fins, secs, éclatant à un moment variable de la respiration, faisant parfois défaut pendant quelques inspirations pour réapparaître par bouffées un moment après. Au niveau des deux sommets, nombreux râles crépitants, plus humides, moins secs, entendus à l'inspiration comme à l'expiration. Aucun souffle. Aucune modification de la voix.

Le ventricule droit semble hypertrophié. La largeur de la submatité cortico-pulmonaire est augmentée. Les artères sont athéromateuses. Pouls : plein, vibrant.

Rate, foie : hypertrophiés.

Urines: coloration jaune pâle. Densité : 1,017. Albumine : 2 grammes par litre. Pas de sucre. Température : 36°,7 le matin ; 37°,3 le soir.

26 février. — État général mauvais. Le malade a du délire. Aucune modification favorable du côté de l'appareil respiratoire. La submatité localisée au niveau du hile du poumon droit est augmentée. Il est apparu une nouvelle zone de submatité à la base des deux poumons.

A l'auscultation, à droite, en arrière, tout le poumon présente des signes de broncho-pneumonie, moins marqués à gauche et en arrière également.

De plus, le cœur semble faiblir, présentant des intermittences, des irrégularités qui se marquent également par le pouls.

Urines : albumine : 3^{gr},50 par litre.

Température: 37°,2 le matin, 37°,6 le soir.

27 février. — La dyspnée est continue, permanente. Pouls de plus en plus petit. Incontinence d'urine, incontinences de matières fécales.

28 février. — Mort.

Autopsie faite 48 heures après la mort. — Aux deux sommets du poumon et là seulement, signes d'œdème pulmonaire. Tissu jaunâtre, laissant écouler à la coupe un liquide spumeux, plus dense que l'eau. Cette partie des poumons examinée au microscope, nous montre un grand nombre de globules blancs contenus dans les alvéoles dilatés. Le tissu connectif est proliféré, mais les faisceaux sont nettement séparés les uns des autres par un liquide interfasciculaire. Nombreux micrococoques dans la préparation.

Le reste des deux poumons, surtout à droite et à la base, est d'un bleu noirâtre. Nombreux îlots rouges foncés laissant apparaître à la coupe de petites collections purulentes de la grosseur d'un grain de mil. A l'examen microscopique les bronches sont dilatées, remplies de muco-pus.

Les petites collections purulentes sont des cultures presque pures de streptocoque. Cœur: hypertrophié en totalité. Rien aux valvules. L'aorte présente des plaques d'athérome très nombreuses. Reins, petits, scléreux, atteints de néphrite.

Obs. V. — Vervr..., 72 ans, employé de chemin de fer avant son entrée à l'hospice.

Antécédents. — De 1890 à 1893 : atteintes de grippe. Depuis 1890, il a eu tous les petits signes du brightisme.

Le 1er mars, en même temps que la confirmation d'une nouvelle atteinte d'influenza dont les prodromes s'étaient montrés quelques jours avant, apparition brusque d'une dyspnée intense pour laquelle il entre ce jour-là à l'infirmerie.

Appareil respiratoire, 32 respirations par minute, sans cyanose de la face. A la palpation, les vibrations sont normales. A la percussion, submatité nettement localisée aux deux sommets, en avant dans les fosses sous et sus-claviculaires, en arrière dans les fosses sus-épineuses. Absolument rien aux bases où la sonorité est peut-être même augmentée. A l'auscultation en avant : râles fins, secs, éclatant par bouffées au niveau des deux fosses sous-claviculaires, d'où ils se propagent vers le creux de l'aisselle. Pas de souffle. En arrière dans les deux fosses sus-épineuses, nombreux râles crépitants. Pas de retentissement de la voix. Absence totale du murmure vésiculaire dans le reste des deux poumons, pas de souffle, pas de pectoriloquie aphone, pas d'égophonie.

Cœur. Bruits de galop très net à la pointe, pouls irrégulier, artères arthéromateuses.

Foie, rien ; rate hypertrophiée..., etc.

Urines : albumine, 1gr,5 par litre, 3 grammes par 24 heures. Pas de sucre. Elles renferment un infusoire, que M. le professeur Barrois considère comme le Bodo urinarius. (V. Revue biologique du Nord de la France, tome VII, 94-95).

5 mars. — État général mauvais. L'œdème a envahi les membres inférieurs, le scrotum, le tronc.

La dyspnée très marquée au début est devenue moins notable dans la nuit du 3 au 4 et du 4 au 5. Ce matin elle reprend les caractères déjà décrits.

Le cœur faiblit de plus en plus.

7 mars. — Du sommet, l'œdème a dû envahir tout le reste

de l'organe, car la dyspnée est excessivement intense et résiste à tout traitement. Plus de rémission entre les accès. Submatité dans toute la hauteur des deux poumons. Râles crépitants, entremêlés de râles bronchitiques au niveau des deux bases.

10 mars. — Mort presque subite la nuit dernière. Le malade se levait pour uriner quand il est tombé brusquement.

Autopsie, 40 heures après la mort.

Cœur légèrement hypertrophié et rien aux valvules. Artères athéromateuses.

Rate, Foie, Tube digestif. Normaux.

Reins. Gros reins blancs pesant : le droit, 180 grammes, le gauche 220 grammes. La substance médullaire est atrophiée, la substance corticale est augmentée de volume. La première est d'un rouge foncé, la seconde est d'un bleu grisâtre.

Poumons. Œdème généralisé des poumons. Ils sont congestionnés en arrière au niveau de la base, et de la gouttière costo-vertébrale. Ils crépitent mal. Ils sont plus lourds que l'eau. Sérosité contenant de nombreux globules graisseux, de nombreux leucocytes, de nombreux globules rouges. Pas d'examen microscopique.

Obs. VI. — Lef..., Marie, 64 ans, a travaillé 42 ans dans une filature. Entrée le 18 février 1895 à l'hôpital général.

La néphrite s'est manifestée il y a un an par de l'œdème des jambes. Le 2 février, la malade se présentait à la consultation en se plaignant d'oppression, et nous constations un foyer d'œdème pulmonaire en arrière, à droite, dans la fosse sus-épineuse. Comme la dyspnée était apparue la nuit assez brusquement, comme nous avions un bruit de galop à l'auscultation du cœur, nous songeons à de l'œdème pulmonaire d'origine brightique. L'examen des urines confirmait le diagnostic, et nous trouvions 3^{gr},50 d'albumine par litre. Malgré nos conseils la malade se refusa à entrer à l'infirmerie.

Aujourd'hui, on constate le début d'une pneumonie droite, et c'est tout.

Le 20 février 1895, les signes peu nets d'une pneumonie s'accentuent, et sauf un mauvais état général, rien d'autre n'est à noter.

Le 23 février. — Dyspnée plus intense : 28 inspirations en moyenne. La pneumonie continue son évolution La quantité d'albumine par litre est toujours de 3ᵍʳ,5o.

Le 26 février, après avoir pris un peu de lait, la malade présente tout à coup, après une sensation de chatouillement à la gorge, une toux quinteuse analogue à celle qui est causée par la présence d'un corps étranger du larynx. En même temps expectoration d'une énorme quantité de liquide (3/4 de litre environ), jaune citrin, mêlé de crachats grisâtres, rouillés. La malade, haletante, assise dans le lit, est en proie à une dyspnée intense et continue.

Pas de cyanose. Au contraire, la malade est pâle. Le cœur, irrégulier, bat rapidement et faiblement.

Deux injections de morphine, deux injections d'éther, deux injections de caféine.

Le 27 février. — La malade, aussitôt son accès passé au bout d'une heure environ, tombe dans un état de prostration complète ; à l'auscultation, tandis qu'au moment de l'accès la poitrine, en avant comme en arrière, était pleine de râles sibilants, de gros et de fins sous crépitants, nous ne trouvons maintenant que de gros râles humides localisés au lobe moyen du poumon droit, et que quelques petits râles secs dans le reste des deux poumons.

Urines : 3 grammes par litre. La température avant l'accès était de 38°. Elle est montée à 38°,2 pendant, et elle est descendue à 36°,8 après.

27 mars. — Mort de la malade, agonisante depuis le 26.

Autopsie. — Sauf le lobe moyen du poumon droit, l'organe est œdématié. Le lobe moyen du poumon droit est grisâtre. Le tissu pulmonaire en ce point se déchire facilement et présente le caractère d'un parenchyme lésé par la pneumonie.

Reins. — Volume normal, mais ils sont bosselés, déformés. Nombreux petits kystes à la surface. Sur des coupes microscopiques lésions de néphrite mixte.

La série des températures prises matin et soir depuis le 19 février montre que le soir 38° était à peine atteint.

Obs. VII. — Van Re..., 56 ans, célibataire, manœuvre de maçon. Entré le 14 mars 1895 à l'infirmerie de l'Hôpital-Général.

Il y a 4 mois, ce malade a été soigné à l'hôpital Saint-Sauveur pour albuminurie. Le malade sortit de l'infirmerie pour travailler.

Il y a trois semaines, le malade était soigné à la salle Saint-Jean de l'Hospice-Général pour broncho-pneumonie, et il sortait guéri il y a huit jours. Toutefois nous notions 1^{gr},50 d'albumine dans les urines au moment de sa sortie.

Le 13 mars, le malade se présente à la consultation de M. le Dr Looten en se plaignant d'un accès d'oppression survenu la nuit. On trouve à un examen rapide du malade un peu de submatité à gauche et à la base du poumon avec quelques râles secs, fins, sans souffle. On engage le malade à entrer à l'infirmerie, croyant à un peu de congestion pulmonaire.

Dans la nuit du 13 au 14, appelé auprès du malade, nous le trouvons haletant. La dyspnée survenue brusquement avait atteint de suite son apogée. Cet accès de dyspnée, sans asphyxie, sans cyanose, persiste malgré tous nos soins (ventouses, injections, sinapismes), jusque quatre heures du matin après avoir débuté à deux heures.

Le moindre mouvement, le décubitus dorsal, le 14, faisait réapparaître aussitôt cette dyspnée un peu calmée.

A la palpation, à la percussion, à l'auscultation, nous ne trouvons que des signes d'œdème pulmonaire qui, chose remarquable, était absolument localisé dans les points où nous avions constaté de la broncho-pneumonie.

Les urines, rares, contiennent 1^{gr},50 d'albumine par litre et des traces de sucre. Le cœur était sain.

Après avoir présenté un nouvel accès de dyspnée le 17, le 18, en même temps qu'une amélioration notable des symptômes du mal de Bright, l'état du poumon revint peu à peu à la normale.

Le malade sortit guéri le 28, ou tout au moins considérable-
mént amélioré.

La série des températures prises matin et soir depuis le 14
mars montre l'apyrexie à peu près complète de cette maladie.

Obs. VIII. — Bigh..., Charles, 66 ans 1/2, ex-teinturier.
Entré le 25 février 1895 à l'infirmerie de l'Hôpital-Général, où il
est pensionnaire.

Parmi ses antécédents, nous relevons, en 1879, un érysipèle
de la face; en 1881, une bronchite chronique; en 1889, des palpitations de cœur; en 1891, de l'albuminurie au début; en 1893,
une fracture de côte; en 1894, une affection cardiaque (insuffisance aortique); toutes affections qui ont été soignées à l'hôpital
Sainte-Eugénie.

Actuellement, outre les lésions d'insuffisance aortique, on
constate quelques râles d'œdème pulmonaire disséminés dans
tout le poumon.

L'examen des urines donne : albumine, $1^{gr},50$ par litre. Densité, 1018, couleur jaune pâle, pas de sucre. Urée, $13^{gr},50$ par
litre. Acide phosphorique, $0^{gr},994$.

Le 26 février. — Le malade, qui s'est promené dans des cou-
loirs froids, est assis sur son lit, pâle, livide, il expectore à chaque
quinte de toux une grande quantité de liquide fluide, mousseux,
rosé, renfermant une grande proportion d'albumine et peu de
globules rouges.

A la palpation, à la percussion, rien. A l'auscultation, nombreux râles sous-crépitants, sibilants, gros, secs, ayant envahi
toute la poitrine en avant comme en arrière, de haut en bas, et
ne nous permettant plus d'entendre ni murmure vésiculaire, ni
battements du cœur.

Le 27 février, l'état va en s'aggravant. La dyspnée est toujours excessive, continue et l'expectoration ne cesse point. Les
pulsations ont conservé leurs caractères d'hypertension artérielle.
Leur nombre est de 105 à 110 par minute.

Urines : albumine, $1^{gr},75$ par litre.

Le 28. — Le malade meurt.

Autopsie. — 48 heures après la mort. Le corps étant réclamé par la famille, nous n'avons pu faire l'examen que des poumons et du cœur.

Cœur. — Hypertrophié, pesant 750 grammes. Les deux cavités sont augmentées de volume. Rien aux valvules et nous ne nous expliquons point le souffle diastolique perçu pendant la vie du malade à la base du cœur.

Aorte athéromateuse; rien aux valvules sigmoïdes; rien pour l'artère pulmonaire.

Poumons. — Congestion des deux bases. Le liquide qui s'écoule est noirâtre, vineux, aéré, mousseux. Œdème énorme du reste de l'organe. Au sommet plus particulièrement, le liquide qui s'écoule du poumon comme d'une éponge est simplement fluide, jaune rosé, aqueux, et renferme de l'albumine. Rien au péricarde. Léger épanchement dans les plèvres.

OBSERVATION XXXVI.

Grippe, plusieurs semaines après apparition de phénomènes de néphrite. — Insuffisance rénale. — Œdème pulmonaire. — Asphyxie suraiguë.

La nommée Gobil..., Marie, âgée de 17 ans, laitière, née à Choisy le-Roi, entrée le 25 janvier 1897, salle Laennec, lit n° 5.

Antécédents héréditaires. — Le père de Marie G... est mort à 58 ans d'une maladie de cœur. Sa mère âgée de 54 ans est bien portante. Elle a deux frères qui n'ont jamais été malades.

Antécédents personnels. — Elle a été réglée à 14 ans régulièrement et n'a jamais fait aucune maladie si ce n'est 15 jours auparavant où elle aurait eu une attaque de grippe très légère qui n'aurait pas nécessité le séjour au lit ; elle fut néanmoins très accablée et très abattue.

H. M. — Le samedi 23 janvier au soir, elle eut tout à coup des accès d'étouffement et ne put rien manger. Malgré ces accès qui ne l'avaient pas quittée de la nuit, comme elle était au service d'un laitier, elle fut obligée de venir en voiture de Villejuif à Paris le lendemain matin.

Son patron voyant son état l'accompagna dans sa tournée. A Paris, à la dyspnée avec céphalée s'ajoutèrent des vomissements.

Passant devant la Pitié, son patron la fit conduire à l'interne de garde qui la reçut d'urgence.

Le lendemain nous voyons cette jeune fille qui paraît très forte pour son âge et bien musclée.

Elle a une dyspnée intense (38 inspirations par minute) et son pouls est accéléré (110).

La peau est chaude, la température de 37°,3 à son entrée.

L'examen montre un œdème des extrémités, œdème très léger qui permet à peine la formation des godets.

On ne constate pas de lésions abdominales.

Dans la poitrine on note aux deux sommets et aux bases des râles fins, sous-crépitants, gros avec, à l'expiration, quelques râles sibilants qui, quoique généralisés, ne couvrent pas complètement le murmure vésiculaire, mais rendent impossible la perception du cœur.

La sonorité du thorax est normale, les vibrations thoraciques sont diminuées.

La face est pâle, les traits sont tirés, mais on ne voit pas d'état violacé aux lèvres, au nez, ni aux extrémités.

La malade a depuis quelques jours de la diarrhée.

Son état intellectuel est excellent et elle répond très bien à toutes les questions.

Son état général ne semble nullement grave.

Dans l'après-midi, Marie G... est prise de paroxysme de dyspnée qui va jusqu'à l'orthopnée.

Dans la nuit, la situation s'aggrave encore, mais, malgré cela, le lendemain matin à sept heures, la malade cause encore. Dans l'après-midi et pendant toute la nuit, la malade a rempli trois crachoirs d'un liquide fluide mousseux, non coloré en rose (expectoration albumineuse).

Vers huit heures, la dyspnée devient plus considérable (46) et en quelques instants arrive à l'asphyxie. Il y a suppression totale de l'expectoration.

A neuf heures, on constate le coma complet dû à l'asphyxie. Les lèvres, le nez, les joues, les mains et les pieds sont violacés. L'infiltration des extrémités inférieures s'est accrue. Dans la journée et dans la nuit, la malade a pu donner 150 grammes d'urine qui renferment une grande quantité d'albumine.

L'auscultation montre, à l'inspiration comme à l'expiration, des râles fins, éclatant par bouffées et il n'est pas un point du parenchyme pulmonaire qui ne paraisse intéressé (inondation pulmonaire). Les mouvements du cœur sont extrêmement fréquents, le pouls est presque imperceptible.

A neuf heures trois quarts, la respiration devient moins fréquente (24 au lieu de 46), et plus superficielle.

On entend un râle trachéal.

Malgré les injections d'éther et de caféine (la saignée a paru contre-indiquée à cause de l'état asphyxique si prononcé), la malade meurt à onze heures.

Autopsie. — A l'ouverture de la cage thoracique, on constate que les deux poumons sont gonflés, recouvrent le cœur et ne s'affaissent pas aussitôt que l'on a enlevé le sternum.

Ils sont grisâtres et portent l'empreinte des côtes. A l'incision on constate l'absence d'hépatisation de noyaux, de bronchopneumonie et d'épaississement des plèvres qui renferment quelques centaines de grammes de liquide.

Des surfaces des coupes s'écoule un liquide spumeux, aéré, légèrement teinté en rouge. Sous la main, le poumon crépite, mais très faiblement; par place, les lobules pulmonaires sont plus accusés, grisâtres et crépitent très fortement (plaques d'emphysème).

On ne trouve pas d'infarctus. (Œdème généralisé avec congestion).

Toutes les parties du poumon, mises dans l'eau, surnagent comme un poumon normal.

Le cœur est normal ainsi que le péricarde.

Les reins sont un peu plus volumineux qu'à l'état normal et pèsent 190 grammes. La capsule s'enlève facilement. A la coupe, on constate un épaississement avec décoloration de toute la substance corticale.

Les pyramides sont normales et violacées. (Néphrite épithéliale).

Le foie est normal, l'utérus sain, les capsules surrénales, le pancréas, le tube digestif, les centres nerveux non altérés.

Expérience. — L'urine rendue par la malade (150 grammes) a une densité de 1,014. On neutralise cette urine par le bicarbonate de soude, on la filtre et on l'injecte dans la veine marginale dorsale de l'oreille d'un lapin pesant 1,820 grammes à raison de 10 centimètres cubes par seconde.

L'animal meurt au 82ᵉ centimètre cube. (Myosis, orthopnée, convulsions, mort.) Il a donc été tué à raison de 45 centimètres cubes d'urine par kilogramme d'animal.

Les urines sont donc très peu toxiques, puisque, d'après M. le professeur Bouchard, les urines d'un individu normal à l'état de veille sont toxiques à la dose de 20 centimètres cubes par kilogramme d'animal.

Œdème pulmonaire subaigu, d'origine toxique et rénale (nervo-toxique).

Observation XXXVII.

Vinay, *Lyon méd.*, n° 45 (1896).

Néphrite chronique interstitielle. — Onzième grossesse. — Œdème aigu des poumons. — Accouchement prématuré. — Amélioration.

Mariette R..., 47 ans, cultivatrice, enceinte pour la onzième fois, entre le 12 août 1894.

Pas d'antécédents personnels ; réglée à 16 ans, cette femme a eu dix enfants, l'aîné est âgé de 26 ans et le dernier de 5 ans ; les grossesses ont toujours été bonnes. Au cours de la dixième seulement, il survint pendant les derniers mois de l'œdème des membres inférieurs avec la dyspnée ; mais ces symptômes disparurent après la délivrance.

La onzième grossesse débuta en janvier dernier, les dernières règles parurent au commencement du mois. Vers le milieu de juillet, cette femme qui jusqu'alors s'était bien portée, s'aperçut, après une course un peu longue, qu'elle avait de l'enflure autour des malléoles. L'œdème gagna peu à peu les jambes et s'étendit aux mains, à la face ; en même temps il se développa de l'oppression d'abord légère, qui augmenta progressivement et était provoquée par un effort minime ; et il y avait un peu de céphalalgie, et sur les conseils de son médecin, cette femme entra à l'Hôtel-Dieu.

État actuel. — L'œdème des jambes est très marqué, dur, indolore ; sur la face postérieure des cuisses, il remonte jusqu'au pli fessier ; un peu d'œdème sous-pubien, pas de varices, ni aux jambes, ni à la vulve ; l'abdomen présente de nombreuses verge- tures.

L'enfant est vivant, le foyer des bruits est sur la ligne médiane, au-dessous de l'ombilic ; la mère perçoit les mouvements ; le fond de l'utérus est à trois travers de doigt au-dessus de l'om- bilic.

Du côté des poumons, la sonorité est normale ; on perçoit à l'auscultation quelques râles sous-crépitants un peu secs, peu abondants et disséminés. Toux ; expectoration muqueuse, blan- châtre, assez rare.

On perçoit difficilement la pointe du cœur, l'organe étant re- couvert par la lame pulmonaire ; il est difficile également de re- connaître la matité qui paraît peu augmentée. Les mouvements sont accélérés à 130 à la minute, les bruits sont éclatants, surtout le deuxième, au niveau du foyer aortique ; léger bruit de galop. Albuminurie abondante.

Le traitement est le suivant : diète lactée exclusive, quelques laxatifs, potion à la caféine.

L'analyse de l'urine de 24 heures donne les résultats sui- vants :.

  Quantité : 1,900 centimètres cubes.
  Densité : 1,013.
  Albumine.. . . . . . . $2^{gr},45$ par litre.
  Urée. . . . . 15, 40 —
  Acide phosphorique. . . . 1, 35 —

Les urines sont jaunes, légèrement troubles, peu foncées ; on trouve quelques rares cylindres granuleux au microscope.

24 août. — L'état de la malade s'est aggravé, l'œdème a aug- menté, il a envahi la paroi abdominale et l'on constate un peu d'ascite ; la dyspnée est très grande, 52 respirations à la minute, peu de toux. La respiration est exclusivement costo-supérieure, en raison de la parésie du diaphragme, l'abdomen est aspiré au moment de l'inspiration.

Du côté du cœur, souffle systolique au niveau de la pointe,

de nature fonctionnelle, éclat retentissant du claquement diastolique des sigmoïdes de l'aorte ; pouls petits, tendu, à 132. La pression de la radiale, mesurée avec le sphygmomanomètre de Potain est de 21 c. Hg.

Depuis hier, la mère ne perçoit plus les mouvements de l'enfant.

25 août. — Dans la nuit, la malade a été prise d'une dyspnée intense qui s'est élevée jusqu'à l'orthopnée, la toux était incessante et accompagnée d'une expectoration mousseuse, rougeâtre, nombreux râles sous-crépitants dans la poitrine ; la face est pâle, les lèvres sont cyanosées ; pouls petit, tendu, à 140.

Vers deux heures du matin, début spontané du travail qui se termine bientôt, après trois heures de douleurs, par l'expulsion d'un enfant mort, pesant 2,400 grammes. Le cordon est noirâtre ; les membranes sont déjà verdâtres, mais sans putréfaction. Le placenta présente de nombreux foyers hémorragiques.

10 heures du matin. — La délivrance a déterminé un soulagement rapide, la dyspnée est moindre et la respiration à 26 ; cette respiration est toujours costo-supérieure, sans participation du diaphragme ; le cœur est toujours à 132 ; le souffle systolique de la pointe a disparu, mais il reste l'éclat du bruit diastolique de l'aorte.

25 août. — Amélioration ; la respiration a repris un calme relatif ; les râles disparaissent de la poitrine ; le pouls est accéléré, à 120, sans fièvre. Du côté du cœur, on commence à percevoir le bruit de galop qui avait disparu au moment des troubles respiratoires qui ont accompagné l'accouchement.

30 août. — Un peu de fièvre qui ne paraît pas tenir à l'infection puerpérale, car les lochies ont été normales et le gonflement des seins s'est produit à l'époque accoutumée. Dyspnée plus vive.

1er septembre. — Depuis hier, crachats sanglants, la dyspnée est toujours marquée, l'œdème des jambes très accentué a nécessité l'emploi des tubes de Southey qui ont donné deux à trois litres de sérosité.

6 septembre. — Depuis hier, disparition des hémoptysies, de la toux et de la fièvre, mais l'anasarque augmente. Le galop est moins prononcé ; par contre le souffle d'insuffisance fonctionnel a réapparu vers la pointe et dans l'aisselle ; la tension artérielle diminue à 15,16 c. Hg.

20 septembre. — Cette malade quitte la Maternité, en voie d'amélioration ; la dyspnée est moindre, le cœur s'est régularisé, mais il y a toujours de l'anasarque.

OBSERVATION XXXVIII.

Artério-sclérose précoce. — Aortite. — Insuffisance aortique. — Albuminurie intermittente. — Œdème pulmonaire subaigu.

Le nommé Nem..., âgé de 45 ans, né à Vance (Belgique), sertisseur, entré le 12 juillet 1897, salle Jenner, lit n° 37.

Antécédents héréditaires. — Le père de N... est mort à 52 ans d'hémorragie cérébrale ; sa mère, âgée de 62 ans, est bien portante.

Antécédents personnels. — Lui-même a eu étant jeune des épistaxis et des migraines. Jamais il n'a eu de maladie infectieuse ni rougeole ni scarlatine, ni variole. En excellente santé, il remarque pour la première fois à 44 ans de la lenteur dans ses digestions et de l'oppression en montant les escaliers ou en faisant une marche prolongée. Il est soigné à cette époque comme dyspeptique et on lui administre des cachets comprenant soit de la poudre d'opium, soit de la morphine.

Au bout de 15 jours de cette médication (juillet 1896), N... voit son oppression de paroxystique devenir continue et il lui est dès lors impossible de monter un étage sans s'arrêter.

On lui supprime, en présence de cette aggravation dans son état, la médication opiacée et comme il existe un bruit clangoreux au niveau du deuxième espace intercostal droit, une légère induration des artères périphériques (temporales et radiales) et des vertiges, N..., est soumis à la médication iodurée et au régime du lait.

Cette substitution amène un changement radical dans son état. La respiration devient plus facile et N... peut exercer son métier non pénible de sertisseur.

En juillet 1897, à la suite d'efforts répétés (grandes marches que le malade croyait utiles à son traitement), N... est pris d'accès d'oppression survenant surtout la nuit. La dyspnée d'effort est telle qu'il est obligé de s'arrêter plusieurs fois en montant un étage.

Le 11 juillet, après une après-midi employée à déplacer des meubles dans un déménagement, il est pris tout à coup d'une oppression considérable accompagnée de toux et d'expectoration muco-sanguinolente. N..., en présence de cette aggravation, se décide à rentrer à l'hôpital.

État actuel. — N... est un individu de taille moyenne, à la peau fine, aux artères temporales indurées sans ictère, sans œdème périphérique. Son oppression est telle qu'il ne peut supporter le décubitus dorsal et qu'il est demi-assis dans son lit.

Son crachoir est rempli par une expectoration muqueuse, gommeuse, striée de sang. On constate dans les deux poumons, aussi bien en avant qu'en arrière, en allant en augmentant du sommet à la base, des râles fins sous-crépitants à timbre sec bulleux à maximum au début de l'inspiration. Ces râles éclatent en quantité sous l'oreille. Les sommets seuls en avant paraissent indemnes. On n'entend pas de souffle et il n'y a pas de changement dans l'apparence du thorax, pas de diminution dans les vibrations vocales, pas de submatité.

Le cœur a des battements réguliers plus fréquents qu'à l'état normal (92). On entend au niveau de l'orifice aortique et dans la région sternale droite, jusqu'au niveau de l'appendice xyphoïde, un souffle diastolique non précédé de souffle systolique. Il n'y a pas de souffle au niveau de la mitrale et de la tricuspide.

Le pouls se laisse écraser avec la plus grande facilité ; il est légèrement bondissant. La tension artérielle n'est que de 15. Il n'y a pas de douleurs précordiales et l'on ne sent pas l'aorte derrière la fourchette du sternum. La sous-clavière droite n'est pas surélevée.

Le foie et la rate ne sont pas hypertrophiés.

Les urines ont subi de profondes modifications, puisque d'après les dires de N..., d'abondantes, dépassant 1,500 grammes par jour, elles sont tombées à 750 grammes ; elles sont franchement albumineuses. N..., n'a pas d'insomnie, pas de cauchemars la nuit, il n'est pas alcoolique et n'a jamais manié de produits toxiques.

En présence de ces phénomènes, on porte le diagnostic d'œdème pulmonaire chez un artério-scléreux atteint d'insuffisance aortique et de sclérose rénale.

Traitement. — On donne à N... 3 litres de lait et 2 grammes de théobromine.

Dès le deuxième jour, l'amélioration se fait sentir, l'oppression est moins vive, les râles deviennent moins abondants, l'expectoration n'est plus sanglante et les urines atteignent 1,500 gr.

Le 22 juillet, l'oppression à l'état de repos n'existe plus, l'auscultation fait percevoir quelques râles sous-crépitants inspiratoires aux bases. Le souffle diastolique de l'aorte est plus évident et plus net.

Le pouls radial a pris les caractères du pouls de Corrigan et la pression artérielle est de 21.

Les urines renferment encore de l'albumine, leur quantité varie de 1,500 à 2,200 grammes.

Le 26 juillet, le parenchyme pulmonaire est absolument normal. Tous les râles ont disparu. Le cœur ne présente plus de modification dans son état. C'est le cœur d'un insuffisant aortique avec légère hypertrophie du ventricule gauche.

Les urines sont à 2 litres environ dans les 24 heures ; elles ne contiennent plus d'albumine.

L'état de N... est tellement satisfaisant qu'il se croit guéri et demande à quitter l'hôpital.

Le 5 août, l'état de N... reste toujours satisfaisant, le souffle diastolique ne subit plus de modifications, la dyspnée ne revient plus que lors d'efforts répétés. N... est mis au régime mixte.

Le 10 août, N... quitte l'hôpital, ne présentant que la modification cardiaque ; les poumons et les reins paraissent suffisants (l'épreuve au bleu de méthylène (25 centigrammes pour 1 centimètre cube) donne : teinte bleue, 2 heures après l'injection, et pendant 38 heures l'élimination continue. La même injection, faite à un individu normal, a donné la teinte bleue au bout de trois quarts d'heure et l'élimination a cessé à la 24ᵉ heure).

Pendant le reste du mois d'août et le mois de septembre, N... ne travaillant pas, continuant le régime lacté mitigé, a une bonne santé relative. Le 1ᵉʳ et le 2 octobre, N... est obligé de travailler et de faire de longues marches. Il est pris, dans la journée du 3, de crises de suffocation, de toux et d'expectoration gommeuse. Prévenu de la gravité que pouvait avoir le retour de ces phénomènes, N... réclame son admission à l'hôpital.

Dans la journée du 4, l'intensité des phénomènes asphyxiques devient telle que N... succombe dans l'après-midi de l'entrée.

Dans les heures qui ont précédé la mort, on a constaté : teinte cyanique des extrémités, pâleur de la face, dilatation extrême du thorax, un météorisme abdominal très accusé, un hoquet intermittent, pluie de râles crépitants dans toute l'étendue du poumon, battements cardiaques imperceptibles, pouls insensible. Les urines rares contiennent des traces d'albumine.

Autopsie. — A l'autopsie, on a trouvé une hypertrophie considérable du ventricule gauche sans symphyse péricardique, une dilatation de l'aorte sans péri-aortite, la face interne présente quelques plaques calcaires et en grande quantité des plaques gélatiniformes. Les valvules aortiques sont indurées, rétractées, insuffisantes. L'orifice des coronaires est libre.

Les reins ne présentent qu'un léger degré de sclérose avec quelques kystes disséminés dans la substance corticale.

Les deux poumons sont gonflés, occupent toute la cage thoracique, les cavités pleurales renferment 100 à 150 grammes de liquide, les plèvres ne sont pas altérées. Les poumons sont congestionnés, violacés, les bases ressemblent au tissu splénique, pourtant toutes les parties surnagent. A la coupe, il s'écoule une énorme quantité de sérosité rougeâtre. Pas de foyer d'hémorragie. Les bronches ne renferment pas de pus, mais contiennent la même sérosité que celle qui s'écoulait des surfaces de coupe ; la muqueuse laryngo-trachéale est rouge, congestionnée, les nerfs pneumo-gastriques et sympathiques paraissent libres dans tout leur parcours. Pas d'adénopathie trachéo-bronchique.

Tous les autres organes, foie, rate, tube digestif, pancréas, capsules surrénales, masse encéphalo-médullaire sont intacts.

Œdème pulmonaire aigu dans les maladies infectieuses.

Observation XXXIX.

Legendre, *Recherches anatomo-pathologiques et cliniques sur quelques maladies de l'enfance.* Paris, 1846, p. 351.

Œdème aigu du poumon et du tissu cellulaire sous-cutané se développant pendant la période de desquamation de la scarlatine. — Mort rapide en quelques heures.

Au n° 14 de la salle Sainte-Anne, à l'hôpital des enfants malades, est entrée, le 26 octobre 1842, la nommée Manchon, âgée de quatre ans et demi, petite fille intelligente, blonde, grasse, assez forte pour son âge. Depuis huit jours elle a de la fièvre, de la toux, et a vomi plusieurs fois: voilà tous les renseignements qu'il nous est possible d'obtenir des parents. Mais il est probable, eu égard à la desquamation dont la peau est le siège, que cette petite a été atteinte de la scarlatine quelque temps auparavant.

Voici quel est son état le 26, à quatre heures du soir, quelques heures après son admission à l'hôpital: peau chaude, sèche, offrant des traces de desquamation furfuracée; face un peu injectée; légère céphalalgie frontale, cette enfant a eu un peu de frisson au moment où on l'a couchée; actuellement le pouls est à 128, assez plein; la respiration, d'une fréquence ordinaire, est pure et exempte de râles dans toute l'étendue de la poitrine; toux légère; ventre souple, indolent; pas de diarrhée.

Vers sept heures du soir, cette petite devient plus souffrante encore; elle est brûlante, agitée, sans délire cependant; sa respiration acquiert beaucoup de fréquence, et elle est prise d'une toux sèche, incessante; elle ne dort pas de toute la nuit, et va deux fois à la selle en diarrhée.

27 octobre. — Ce matin, on est frappé de l'apparition d'un anasarque qui n'existait pas encore hier soir à quatre heures; les mains et les avant-bras sont gonflés, rénitents, élastiques, et ne conservent pas l'impression du doigt; le même œdème s'observe aux jambes, ainsi qu'aux pieds, où la rénitence et l'enflure sont très marquées; la face est bouffie et un peu injectée vers les pommettes; il existe une toux sèche, continuelle, qui gêne beaucoup l'auscultation de la respiration. Toutefois, je constate une absence complète de râles, mais seulement un souffle très marqué avec résonance de la voix vers le tiers interne de la fosse sus-épineuse gauche; sous les clavicules le murmure respiratoire est pur; la sonorité du thorax me paraît bonne partout et égale des deux côtés; la respiration très fréquente, plaintive dans l'expiration, est à 60 par minute; le pouls est à 120; la peau, sèche, brûlante, est le siège, sur le dos et sur les bras, d'une desquamation furfuracée des plus évidentes; ventre indolent; deux selles liquides. Cette petite malade, de douce et gaie qu'elle était hier, est devenue très grognon, très irritable.

(Mauve, sirop de gomme, saignée du bras de 120 grammes; deux heures après la saignée, faire vomir l'enfant à l'aide de 1 décigramme de tartre stibié. Diète).

La saignée est rendue impossible à cause de la petitesse des veines, jointe au développement de l'œdème; on éprouve aussi beaucoup de difficulté à faire prendre de l'émétique à cette enfant, qui oppose beaucoup de résistance quand on veut la faire boire. Elle ne vomit pas, et va seulement deux fois à la selle en diarrhée; les matières sont jaunâtres et très liquides.

Vers trois heures de l'après-midi, l'agitation augmente pendant quelques instants, puis cette petite meurt subitement, sans agonie.

Autopsie. — Quarante heures après la mort.

Poitrine. — Le lobe inférieur droit dans toute son étendue est d'un rouge tirant un peu sur le lilas; il est complètement privé d'air ; les limites de chaque lobule sont dessinées par des lignes d'un blanc grisâtre, d'un millimètre de largeur environ, constituées par le tissu cellulaire interlobulaire infiltré de sérosité. On peut s'assurer parfaitement de ce fait en plaçant un des bords de ce lobe entre l'œil et la lumière ; car on voit manifestement alors ses intersections celluleuses légèrement écartées. On voit, en outre, quelques lobules subdivisés en plusieurs portions par de petites lignes celluleuses également infiltrées de sérosité. Cet état morbide retrace une disposition anatomique facile à constater chez le fœtus : je veux parler de la subdivision de chaque lobule en plusieurs lobulules.

Le tissu de ce lobe est lourd, comme tremblotant quand on l'agite ; il plonge immédiatement au fond de l'eau ; mais sa cohésion est à peine diminuée, et quand on l'insuffle, il reprend son aspect vésiculaire, sa couleur rosée, ainsi que sa souplesse et sa légèreté normales ; circonstance qui prouve bien que la sérosité infiltrait seulement le tissu cellulaire intervésiculaire, et n'avait fait qu'affaisser les vésicules pulmonaires.

Le lobe moyen offre les mêmes altérations : seulement, au milieu des lobules œdématiés qui représentent à peu près les sept neuvièmes de ce lobe, on en voit plusieurs qui sont encore aérés. Ce lobe s'insuffle parfaitement aussi, et devient crépitant.

Le lobe supérieur, beaucoup plus lourd que dans l'état normal, présente aussi un assez grand nombre de lobules œdématiés au milieu des lobules sains ; ceux, en particulier, qui constituent le sommet du poumon sont presque tous œdématiés. Toutefois, pour ce lobe, la somme des portions aérées l'emporte sur celle des lobules altérés. Quand on incise ces derniers, on voit que la surface de leur coupe est *lisse ;* la pression en fait ruisseler une quantité considérable de sérosité non spumeuse et à peine teintée de sang.

Le lobe supérieur gauche offre les mêmes altérations que celui du côté droit, mais à un degré moins marqué. Quant au tiers inférieur du lobe inférieur, il est complètement œdématié, mais en même temps complètement insufflable.

Les bronches ne contiennent qu'une petite quantité de mucus grisâtre.

Dans chaque cavité pleurale existe un épanchement séreux, pouvant équivaloir à un demi verre à gauche, et à trois quarts de verre du côté droit. A gauche, dans le liquide épanché, qui est assez transparent, nagent quelques flocons albumineux, transparents. A droite, au contraire, le liquide est moins limpide, et une fausse membrane très molle, mais opaque et d'un gris verdâtre, tapisse toute l'étendue du lobe inférieur droit, mais n'y adhère que très faiblement. Le tissu cellulaire sous-séreux de la plèvre costale de ce côté ne présente qu'un très petit nombre d'arborisations vasculaires très fines.

Les ganglions bronchiques ne renferment pas la plus petite granulation tuberculeuse ; il en est de même pour le parenchyme pulmonaire.

Une cuillerée à café seulement de sérosité citrine dans le péricarde ; pas de fausses membranes. Le volume du cœur est proportionné à l'âge du sujet. Les cavités droites, outre une très petite quantité de sang liquide, renferment un caillot jaunâtre, décoloré et infiltré de sérosité ; les orifices et les valvules sont parfaitement sains.

Les replis aryténo-épiglottiques n'offrent pas la moindre infiltration séreuse ; il en est de même du tissu cellulaire sousmuqueux de la glotte.

Abdomen. — Le foie, d'un rouge brun très foncé, est près d'un tiers plus volumineux que d'habitude, et dépasse de trois travers de doigt le rebord des fausses côtes. La couleur et le volume qu'ont acquis cet organe paraissent dus à la stase mécanique du sang dans son parenchyme, stase dépendant probablement de la difficulté du passage du sang à travers le tissu pulmonaire œdématié. Ce qui vient complètement à l'appui de cette opinion, c'est qu'après avoir fait cinq ou six larges incisions dans le tissu du foie, et avoir comprimé cet organe avec force entre mes mains, j'en exprime, avec la plus grande facilité, une quantité considérable d'un sang liquide, assez épais, et très noir.

Après cette manœuvre, le foie reprend son volume ordinaire et sa couleur normale.

La rate, également un peu augmentée de volume, est assez ferme.

Les reins ont à peu près leur volume et leur consistance ordinaires ; seulement, la substance corticale, surtout celle qui est intermédiaire aux cônes, offre un fond d'un rouge assez foncé, sur lequel tranchent un certain nombre de petites tâches grisâtres qui ne paraissent être que des points de la substance corticale moins congestionnés que les autres. La portion de substance corticale intermédiaire aux cônes paraît en même temps comme un peu tuméfiée, boursouflée ; la substance tubuleuse n'est le siège d'aucune altération.

La membrane muqueuse gastro-intestinale est parfaitement saine.

Tête. — La cavité de l'arachnoïde est humide mais ne renferme pas de sérosité épanchée. Il n'en existe pas non plus dans le tissu cellulaire sous-arachnoïdien.

Une demi-cuillerée à café de sérosité transparente dans chaque ventricule latéral. La substance cérébrale, parfaitement consistante dans toutes ses parties, non humide, est un peu congestionnée.

Le tissu cellulaire sous-cutané est le siège d'un épanchement général, avec rénitence, élasticité des parties œdématiées. Cette anasarque est très marquée, sans avoir cependant rendu monstrueuses les proportions du corps ni du visage.

OBSERVATION XL.

JACCOUD, in *Leçons de clinique médicale* (1883-1884).

Œdème et congestion pulmonaires suraigus au cours de la dothiénentérie.

Agé de 27 ans, de constitution robuste, ce garçon n'a jamais fait de maladie grave ; huit jours avant l'entrée à l'hôpital qui a eu lieu le 29 janvier, il s'est senti mal en train, il a perdu l'appétit, il a été pris de *constipation opiniâtre*, et il a éprouvé quelques douleurs vagues dans les membres et dans la tête, cependant il a pu continuer son travail. — Six jours plus tard, conséquemment deux jours avant l'entrée, est survenue sur la lèvre supérieure, près de la commissure, une *éruption* qui est encore en pleine efflorescence lorsque le malade nous arrive et qu'il est facile de reconnaître pour un gros groupe d'*herpès*.

Le soir de l'entrée, la température est de 38°,4 ; le lendemain matin, neuvième jour de cet état mal défini, elle est seulement de 38°.

Instruit par quelques observations antérieures malgré la constipation rebelle, malgré l'herpès, malgré la température, je recherche une fièvre typhoïde ; mais après de minutieuses investigations, je suis contraint de repousser ce diagnostic ; car non seulement il n'y a pas de diarrhée, mais il n'y a pas trace de météorisme, pas vestige d'exanthème rosé, pas de toux, aucun râle dans la poitrine ; la palpation de l'abdomen n'est douloureuse sur aucun point, elle ne révèle qu'une distension notable du côlon descendant et de l'S iliaque par des matières fécales durcies.

D'un autre côté cet homme avait continué à travailler jusqu'au jour de son entrée, son facies n'était point altéré ; la langue était chargée, mais remarquablement humide et étalée ; tout était donc réuni pour combattre l'hypothèse d'une fièvre typhoïde parvenue à son neuvième jour. Une seule particularité pouvait, au premier abord, inspirer quelques doutes ; c'était une légère augmentation de volume de la rate ; mais cet homme était originaire d'un pays à fièvre : un impaludisme plus ou moins ancien, plus ou moins latent, pouvait être la cause de ce phénomène, et par suite, l'hypermégalie splénique ne pouvait avoir, dans ce cas particulier, la même valeur diagnostique que dans les cas ordinaires.

En tout état de cause ce seul symptôme ne pouvait prévaloir

contre l'imposant cortège des preuves qui militaient contre le typhus abdominal.

Malgré l'effet favorable d'un purgatif le soir de ce même jour, la température est de 39°,6, et le lendemain matin, 31 janvier, dixième jour de la maladie, elle est retombée à 38°. Je réitère avec le même soin l'examen organique, sans en retirer aucune notion nouvelle. Je constate, comme le malade lui-même, une amélioration positive dans son état d'ensemble ; seul le chiffre thermique de la veille au soir est en discordance avec ce concours de symptômes favorables.

Toutefois je me trouve autorisé à ne pas lui attribuer sur l'heure une signification sérieuse, lorsque je considère la forte rémission du matin suivant et surtout lorsque j'apprends que la veille, le malade est toujours allé, de lui-même, au cabinet d'aisance situé à l'autre extrémité de la salle qui est fort longue, et qu'il s'est levé à midi pour ne se coucher que le soir, au moment où on a voulu prendre sa température.

Du reste, le ventre est affaissé, souple et indolore ; la langue est moins sale, pas d'autre éruption que l'herpès en voie de dessiccation, pas de toux, pas de râles bronchiques, l'expression de la physionomie est naturelle, bref, aucune autre anomalie que les phénomènes thermiques.

Il n'y avait pas lieu à une action thérapeutique quelconque, j'ai laissé le malade à une diète légère, espérant pour le lendemain une conformité plus satisfaisante entre l'état général et les symptômes de calorification.

Mon attente a été trompée ; le matin suivant, 1er février, cinquième jour de la maladie, le thermomètre marque 38°,4, quatre dixièmes de plus que le matin précédent et j'apprends que la veille au soir il s'est élevé à 39°,8.

Loin d'avoir diminué, la chaleur est donc accrue, le matin comme le soir, et la fréquence du pouls est en rapport avec elle ; conséquemment, l'état de fièvre persiste et s'accentue.

Cependant l'état du malade est tout aussi satisfaisant ; la veille comme l'avant-veille, il est resté levé depuis midi et s'est promené, à plusieurs reprises, d'un bout de la salle à l'autre ; du reste, aucun symptôme nouveau. Cette situation était bien propre à faire réfléchir ; d'un côté, état de maladie si peu marqué que l'individu attend toujours impatiemment le moment de quitter son lit, intégrité des organes sauf l'augmentation de volume de la rate ; — de l'autre côté, fièvre forte, à grandes rémissions matinales, tels étaient les traits de ce contraste qui constituait un véritable problème clinique.

Frappé par dessus tout de cette remarquable et totale opposition entre l'état du malade et les caractères de sa fièvre, j'ai été amené à penser que le catarrhe gastrique initial était lié au réveil de l'impaludisme, et que nous étions maintenant en présence d'une fièvre rémittente palustre, tendant à l'intermittence.

Par suite de ce jugement, je donne un gramme et demi de bibromhydrate de quinine et l'effet de la médication semble, aux yeux de tous, justifier mon diagnostic.

Voyez vous-mêmes.

Le soir de ce même jour, la température est encore de 39°,6, mais le lendemain matin, 2 février, douzième jour de la maladie, elle n'est que de 37°,4. Je prescris de nouveau un gramme de quinine et la transformation de la fièvre rémittente en intermittente est solidement maintenue, sans nouvelle intervention du médicament.

D'ailleurs, notez le fait, ce n'est pas seulement l'intermittence substituée à la rémittence, c'est-à-dire l'apyrexie du matin qui témoigne de l'efficacité du traitement, c'est aussi l'abaissement considérable de la température du soir ; au lieu d'une fièvre rémittente nous avons une fièvre intermittente à accès vespéral et la chaleur de cet accès est beaucoup moins forte qu'avant la médication.

Le soir du douzième jour, deuxième et dernier jour de la quinine, la température monte seulement à 39° : le soir du jour suivant elle n'atteint que 38° ; le quatorzième jour au soir, elle est de 38°,4 et cela avec une apyrexie matinale complète qui s'accuse encore plus fortement au matin du quinzième jour par un chiffre de 37°,2.

Au total, sous l'influence du traitement, la fièvre prend, pendant quatre jours consécutifs, le caractère intermittent et les deux derniers soirs de cette période, treizième et quatorzième jour de la maladie, la température de l'accès est considérablement abaissée. — Notons, pour qu'il n'y ait aucune incertitude sur ce temps, que pendant tout ce temps le malade garde le bien-être et l'entrain qui avaient suivi l'administration du purgatif et qu'il se lève tous les jours régulièrement à midi pour ne se recoucher que le soir.

J'étais donc bien autorisé, ainsi que je vous le disais tout à l'heure, à voir dans ces effets de la médication quinique, la confirmation de mon diagnostic, et si au matin du quinzième jour, le thermomètre avait indiqué seulement 37°,8 ou 37°,6 au lieu de 37°,2, j'aurais certainement donné une nouvelle dose de quinine pour couper court à cette fièvre déjà fort atténuée.

En présence de ce chiffre de 37°,2, le plus faible qui eût été observé jusqu'alors, je me suis abstenu, sachant que ce chiffre matinal faible pouvait être l'indice d'une apyrexie vespérale prochaine.

Quelle déception m'était réservée, vous allez l'entendre.

La journée du 15 se passe tranquillement comme les précédentes ; le malade ne se recouche que vers six heures, au moment de l'observation thermométrique, elle donne 39°,8. Aucun symptôme nouveau n'est accusé. A l'inverse des autres, la nuit est agitée, l'insomnie est à peu près complète. Cependant, le matin, vers sept heures, le malade mange sa soupe assis sur son lit selon son habitude.

Une heure plus tard, il se lève pour aller au cabinet ; à moitié chemin il se sent fatigué, regagne son lit, et demande le bassin ; il a une selle copieuse, de consistance normale. Aussitôt après, il s'affaisse frappé d'une *pâleur soudaine ;* au bout de quelques minutes la pâleur est remplacée par une *cyanose livide*, la respiration devient fortement *dyspnéique* et moins de quinze minutes après l'apparition de la pâleur il est mort. La température prise pendant cette phase agonique a été de 36°,4, c'était une chute de 3°,4 depuis la veille au soir.

Lorsqu'une demi-heure plus tard je fus informé de ces incidents, je n'ai pas hésité à admettre une fièvre typhoïde anormale, me fondant à la fois sur l'hyperthermie de la veille et sur la mort quasi subite qui avait inopinément terminé la maladie.

Ce diagnostic était tardif, j'en conviens, mais je crois vous avoir prouvé qu'il était impossible, en raison des particularités inhérentes au malade, de le formuler plus tôt ; quoi qu'il en soit, ce diagnostic rétrospectif a été pleinement confirmé par l'autopsie.

Nous avons trouvé quatre plaques de Peyer tuméfiées et ulcérées, l'exulcération correspondant assez exactement à la date assignée par le malade au début de son affection. Les follicules alors augmentés de volume sur une grande largeur de l'intestin grêle se dessinent en saillies comparables à de gros grains de mil. Quelques ganglions mésentériques sont d'un rouge violacé, mais en somme peu volumineux. La rate est lie de vin, grosse et diffluente.

Le cœur est intact. — Les deux poumons présentent, dans toute leur étendue, une congestion énorme, vraiment colossale, dont je n'ai jamais vu l'égale, cette congestion est de l'ordre des congestions actives, c'est un type de fluxion, qui a soudainement envahi sur tous les points en même temps la totalité des deux organes. Malgré l'intensité exceptionnelle de ce mouvement fluxionnaire il n'y a d'hémorragie dans aucun point. Cette lésion est un exemple parfait, et par là même très rare de la congestion active des poumons.

Observation XLI.

Cardiopathie rhumatismale. — Fièvre typhoïde. — Œdème pulmonaire suraigu. — Mort.

Le nommé Jol..., Michel, âgé de 42 ans, né à Paris, journalier, entré le 25 juillet 1897, salle Jenner, lit n° 6.

Antécédents héréditaires. — Le père et la mère de J... sont tous deux morts à des âges et d'affections inconnus de lui.

Antécédents personnels. — J... a eu la rougeole à l'âge de 7 ans.

A 13 ans, il eut une attaque de rhumatisme articulaire aigu qui le tint pendant trois semaines au lit.

A 19 ans et à 27 ans nouvelles attaques de rhumatisme articulaire aigu. A la suite de cette troisième attaque on constata l'existence d'une insuffisance aortique ; affection pour laquelle il a été soigné à plusieurs reprises pendant l'intervalle qui s'étend de 27 à 42 ans dans différents services hospitaliers.

Pendant ce long intervalle, J... s'est toujours plaint d'oppression lorsqu'il faisait des efforts, de vertiges, de crises de palpitations, de digestions lentes. Il n'a jamais eu d'œdème des extrémités inférieures, de douleurs dans la région hépatique et d'état cyanotique des lèvres et des oreilles, de syncopes, de phénomènes de douleurs d'angine de poitrine. Il a été soumis dans tous les services où il a séjourné à la médication bromurée et iodurée et à la condition de conserver un repos relatif et d'éviter tout surmenage physique, l'existence était possible. Neuf jours avant d'entrer à l'hôpital, J... a été obligé de prendre le lit ; mais cinq jours avant de s'aliter, son état de santé s'était profondément modifié ; il avait perdu l'appétit, était courbaturé, avait mal à la tête et avait eu deux épistaxis ; il s'était alité à cause de l'augmentation d'intensité des vertiges et de l'accablement.

Pendant le séjour qu'il fait chez lui, il a de la fièvre, une perte absolue de l'appétit, une diarrhée assez abondante (4 à 5 selles par jour).

Au moment de son entrée, salle Jenner, on constate une température de 39°, une courbature généralisée, un léger météorisme abdominal, du gargouillement dans la fosse iliaque droite, quelques taches rosées lenticulaires au niveau de l'abdomen, à la face interne des cuisses et dans le dos et une trémulation très prononcée des extrémités supérieures. Dans les poumons on entend quelques râles disséminés (bronchite diffuse), au niveau de l'orifice aortique un souffle diastolique.

Son pouls bat à 110.

J... a en outre des urines rares et hautes en couleur, une diarrhée jaune d'or et une insomnie rebelle. On lui fait six lotions froides par jour et on lui donne 0,40 centigrammes de bibromhydrate de quinine dans la matinée, une potion cordiale et le régime lacté.

Du 9e au 14e jour, la situation générale de J... ne subit pas de changement. La température vespérale est à 40° ; la température du matin oscille entre 39° et 39°,8. Le pouls bat de 110 à 130. J... en résumé semble faire une fièvre typhoïde d'intensité moyenne, la cardiopathie n'apportant en apparence aucune modification dans l'évolution morbide. Le séro-diagnostic positif réduisit à néant l'hypothèse d'une endocardite infectieuse.

Le 14e jour au matin, subitement la situation change, le pouls qui le soir était à 110, est à 170. La face est pâle, couverte de sueurs, les extrémités sont violacées, la température n'est plus que de 37°,5. Les poumons dans toute leur étendue sont envahis par une pluie de râles secs bullaires d'œdème et de congestion pulmonaires. La respiration est extrêmement fréquente (52 par minute). La langue blanche la veille est maintenant rôtie les réponses ne sont plus pertinentes, il y a de la carphologie.

J... expectore après des quintes de toux presque subintrantes des crachats muqueux filants teintés de sang et dont la quantité est telle qu'il remplit presque deux crachoirs.

Les urines diminuées de quantité ne renferment qu'un léger nuage d'albumine.

A 11 heures on lui fait une saignée de 250 grammes et une injection sous-cutanée de 5 centigrammes de sulfate de spartéine.

De 9 heures du matin à 6 heures du soir, la situation s'aggrave et J... présente à cette heure le tableau complet du collapsus cardiaque. Le pouls est devenu incomptable. Le premier temps du cœur a disparu. Les deux poumons sont remplis de râles dans toute leur étendue. Depuis midi l'expectoration a cessé brusquement et la toux même s'est effacée. Les extrémités sont froides, violacées, la face est couverte de sueurs ; la température est remontée à 40°,5 et J... succombe asphyxié à 10 heures du soir.

Autopsie. — *Cavité thoracique.* — Aussitôt le plastron sternal enlevé on aperçoit les deux poumons, gonflés emphysémateux sur leurs bords antérieurs et qui ne subissent aucun mouvement de retrait. Pas d'adhérences pleurales. Chaque poumon représente un bloc, qui à sa surface externe a conservé le sillon costal. Ils sont violacés, résistants sous le doigt quoique non hépatisés. Des surfaces de coupes, et cela dans toute l'étendue des poumons, s'écoule une sérosité rougeâtre extrêmement abondante qui coule, comme d'une éponge surdistendue, à la moindre pression. Le parenchyme pulmonaire ne crépite pas ; des morceaux surnagent. Au niveau des points de section des petites bronches on aperçoit une gouttelette de pus verdâtre. Le parenchyme pulmonaire ne présente aucun foyer hémorragique, les bases ne sont pas sclérosées.

A droite comme à gauche on ne constate que cette seule lésion : œdème et congestion pulmonaires poussés à l'extrême.

La trachée et les grosses bronches sont remplies de cette écume rougeâtre qu'avait éliminée le malade peu après le début de l'œdème pulmonaire. La muqueuse est vascularisée, non ecchymotique. Le larynx ne présente pas d'ulcération. Les ganglions du hile pulmonaire sont à peine hypertrophiés, aucun n'est caséeux.

Le cœur est hypertrophié, développé surtout aux dépens du ventricule gauche. On ne trouve pas d'adhérences péricardiques. Le muscle n'est pas décoloré, il a sa teinte rouge normale, il n'est pas flasque et n'a pas la teinte feuille morte. L'épaisseur de la paroi du ventricule gauche est de deux centimètres et demi ; les cavités droites et gauches sont distendues par des caillots. La valvule mitrale n'est ni épaissie ni sclérosée. Les valvules sigmoïdes aortiques sont sclérosées, revenues sur elles mêmes, insuffisantes. L'orifice des artères coronaires dans l'aorte est libre. L'endocarde droit avec ses appareils valvulaires est intact.

L'aorte a son calibre normal, elle ne présente à sa surface interne que quelques plaques de dégénérescence graisseuse.

Cavité abdominale. — Le foie (1,580 gr.) a son aspect et son volume normaux, il est rouge et ne présente ni foyer de sclérose ni foyer de suppuration. Les cellules ne semblent pas avoir subi de dégénérescence graisseuse. La rate est volumineuse (285 grammes) sans perisplénite, elle est molle et diffluente.

L'estomac est normal.

Tout l'iléon présente des lésions des plaques de Peyer, lésions qui vont en s'accusant dans leur nombre et dans leur intensité à mesure que l'on s'approche de la valvule iléo-cæcale. Ces plaques sont ulcérées, à fond irrégulier, bourbillonneux, sans perforation. Les bords sont irréguliers, déchiquetés (plaques en voie d'ulcération et d'élimination). A côté de ces plaques on aperçoit les follicules clos isolés de l'intestin tuméfiés. Cette hypertrophie folliculaire se retrouve, mais beaucoup plus accusée (ulcérations centrales) dans le gros intestin. Les ganglions du mésentère sont hypertrophiés, mous, rougeâtres. Le péritoine ne présente en aucun point d'altération.

Le pancréas est normal.

Observation XLII.

Rommelaere, *La Clinique de Bruxelles*, novembre 1897.

Choléra nostras à spirilles de Finckler et à colibacilles. — Algidité. — Réaction typhique. — Pleurésie consécutive. — Synéchie pleurale généralisée. — Réveil de tuberculose ancienne. — Mort subite par œdème pulmonaire aigu. — Autopsie.

Le nommé J.-B. N..., 55 ans, commissionnaire, constitution forte, tempérament nerveux, entre à l'hôpital Saint-Pierre (salle 7, lit n° 9) le 7 juillet 1897.

Il a été réveillé le 3 juillet par de la diarrhée qui a persisté dans la journée; le soir, crampes. A commencé à vomir le 6, dans la matinée ; diarrhée et vomissements ont continué jusqu'à l'entrée à l'hôpital, le 7 à 13 heures.

A son arrivée, nous constatons le teint cyanosé, la voix éteinte, refroidissement général, peau ratatinée ; la respiration est à 24, superficielle ; le pouls est insensible : à l'auscultation, pouls à 108 au cœur, avec renforcement diastolique ; vomissements et selles riziformes. Rétention d'urine ; la sonde, introduite dans la vessie, ne ramène que quelques gouttes d'une urine à odeur ammoniacale.

Prescription. — Limonade citro-magnésienne à la dose de 45 grammes, limonade citrique, diète : réchauffement des membres par des sachets de sable chaud.

Le purgatif a été mal administré ; on l'a donné à la dose de 45 grammes dans 200 grammes d'eau. Il n'a arrêté ni les vomissements ni la diarrhée. Malgré cela, l'état général du malade s'est amélioré par la nuit passée dans un lit chauffé, et le 8 juillet au matin, nous le trouvons moins souffrant des crampes, mais toujours refroidi ; la peau est visqueuse et ratatinée, la langue froide. Le pouls radial est irrégulier, petit, à 60 ; l'irrégularité n'existe pas au cœur, qui bat 104 pulsations. La respiration est à 24. Le facies du malade est celui de la période algide du choléra, tendant à l'asphyxie.

La voix est éteinte ; pas de bruit morbide à la poitrine ; au cœur, prédominance diastolique. Anurie.

Prescription. — Bouillon ; café ; potion alcoolisée 50 : 300 limonade citrique ; sacs de sable chaud le long des membres ; maintenir sous les couvertures.

L'urine, retirée par cathétérisme, est acide, orange, à fluorescence verdâtre très marquée ; renferme une très forte proportion d'albumine et peu de matière colorante biliaire ; ni sucre ni sang. L'examen microscopique répété trois fois et contrôlé y décèle quelques protozoaires, de nombreux globules blancs très petits, sphériques, à granulations très fines ; pas de globules rouges ;

quelques rares cellules épithéliales pavimenteuses ; pas de cellules rénales. Très forte proportion de cylindres fibrineux et hyalins, sans granulations.

L'examen bactériologique des selles et des matières vomies a été pratiqué par le docteur Mills, par le procédé de culture sur gélatine. La surface de la culture sur bouillon est recouverte au bout de six heures à l'étuve d'un voile formé de spirilles suspectes qui ne donnent pas encore la réaction du rouge de choléra. Le lendemain, on constate la présence de spirilles de Finckler en abondance et de colibacilles en très grande abondance. Ces résultats s'appliquent aux selles et aux matières vomies.

Le diagnostic de choléra nostras était confirmé et la forme bactériologique répondait à la variété mixte de bacilles de Finckler et de colibacilles.

La nuit du 8 au 9 juillet a été calme ; sommeil. Il y a encore plusieurs selles et des vomissements biliaires. Mais la réaction commence aux mains ; la langue reste froide et le facies rétracté, les yeux excavés. Le pouls a repris, il est isochrone avec les systoles, à 80. Oppression ; respiration rude au sommet droit postérieur ; ni toux ni expectoration. La sécrétion urinaire recommence avec albuminurie.

Prescription. — Potion au sulfate de soude 3 : 200. Potion alcoolisée, bouillon, lait, café.

Le 10 juillet, la peau reste visqueuse et chaude ; langue froide. Empâtement du foie, surtout de la vésicule biliaire. Le bouillon n'est pas supporté. La diarrhée s'arrête à 10 heures du matin, ainsi que les vomissements.

Les selles et les matières vomies ont été soumises de nouveau à l'examen, et M. le Dr Mills nous a remis le protocole suivant :

1° *Matières fécales.* — Saprophytes en grande quantité ;

2° *Matières vomies.* — Premier échantillon : formes nettement spirillaires, mais différant de la virgule vraie par un étranglement trop prononcé au-dessous de la cupule primitive, et en

— 206 —

outre par l'aspect un peu moniliforme du prolongement central. Deuxième échantillon : ressemble à la culture de Finckler, mais présente une disposition trop dilatée du prolongement intra-gélatineux.

M. Mills conclut en disant : la deuxième culture subit manifestement l'influence de la présence des saprophytes, tandis que dans celle des matières de la première culture le caractère des spirilles de Finckler domine.

Le 11 juillet, ni selles ni vomissements ; la réaction paraît plus nette, mais à caractère asphyxique, sans élévation de température : 36°,2.

12 juillet. — Stupeur plus marquée ; hypothermie persistante à 36°. Hoquet.

13 juillet. — Stupeur progressive ; incontinence d'urine sans rétention. Pas de selles.

Prescription. —

R. Tinctur. cinnam. . . . . . 3 grammes.
Sulfat sod. . . . . 3 —
Aq. com. dist. . . . . . 200 —

14 juillet. — État moins assoupi ; la cannelle a bien agi. Une selle liquide. La température s'élève le soir à 39°. Même traitement ; bière (lambic).

L'état de stupeur a diminué les jours suivants ; en même temps la température s'est relevée lentement et irrégulièrement, de 37° à 39°, avec écart de 0,5° par jour.

20 juillet. — État saburral, diarrhéique, levé par une limonade purgative 45 : 300. L'oppression s'accentue après avoir diminué les jours précédents. Nous constatons du tympanisme à la base droite postérieure, où il y a de la rudesse respiratoire et du frottement pleural sous-crépitant ; partout ailleurs, râles ronflants et sibilants à droite. Expectoration visqueuse, purulente. L'urine du 21 est acide, pèse 1,010, ne renferme plus que des traces insignifiantes d'albumine. Les crachats, examinés par M. le Dr Mills, ne contiennent pas de bacilles de Koch ni de spi-

riles de Finckler ; nombreuses bactéries salivaires, moisissures et microcoques tétragènes.

22 juillet. — Expectoration visqueuse, safranée. Potion nitrée au sureau. Mêmes phénomènes d'auscultation. Le malade était sujet depuis des années à du catarrhe bronchique à répétition. La crise actuelle, à en juger par la température qui se maintient à 39°, a un caractère plus aigu, tout en restant bronchique ; le poumon est congestionné et la plèvre droite est le siège d'un processus que nous considérons comme inflammatoire : poussée aiguë sur une plèvre à adhérences et chroniquement enflammée. La percussion donne de la matité à la base droite postérieure, où l'on trouve de la rudesse respiratoire et du frottement pleural sous-crépitant, parfois du bruit de cuir ; partout ailleurs on n'entend que des râles sibilants et ronflants. L'examen des crachats a été renouvelé à plusieurs reprises, et chaque examen a été contrôlé isolément par MM. les Drs Mills, Hermans et Van Nypelseer ; le résultat de ces recherches multiples a été concordant : pas de bacilles de Koch, diplocoques. Nous avons recherché les bacilles de la tuberculose avec une ténacité qui trouvait sa raison dans la crainte d'être surpris par un processus tuberculeux.

Les selles ont été examinées par M. Mills, le 22 juillet : persistance des bacilles de Finckler.

La température s'est constamment maintenue au delà de 39° le soir jusqu'au 2 août, avec écart maximum de 1° du matin au soir.

Notre attention en présence de cette persistance de fièvre et de l'absence de bacilles tuberculeux a été appelée sur la possibilité d'une fièvre typhoïde anormale. L'état typhoïde était évident ; mais nous n'avons pas cru à l'existence de la dothiénentérie, à cause de l'absence de taches rosées lenticulaires ; le sérodiagnostic, fait par M. Mills, le 4 août, a donné une réponse négative.

C'est donc, en dernière analyse, à une forme de pleurésie aiguë sur un fond chronique, que nous nous sommes arrêtés pour expliquer l'ensemble des symptômes notés. La défervescence graduelle de la température nous a permis de recourir à un traitement tonique au commencement d'août.

Le 17 août, il s'est produit un épanchement peu abondant dans la plèvre droite ; le malade a commencé à maigrir ; la diarrhée avait repris et un examen bactériologique, fait par M. le docteur Hermans, notre aide de clinique, a fait constater la persistance des bacilles de Finckler en culture sur gélatine.

L'amélioration a suivi une marche régulière.

A plusieurs reprises, nous avons exploré la poitrine, et constamment les symptômes observés ont été prédominants dans le sens d'une pleurésie droite : tympanisme au sommet, matité absolue à la base ; râles ronflants des deux côtés et frottements pleuraux qui sont devenus de plus en plus rudes dans le sens du bruit de cuir ; absence de vibrations thoraciques vocales à ce niveau et de toute bronchophonie.

Le 18 août, M. le Dr Hermans a constaté l'existence d'un épanchement à la base droite postérieure ; il a noté du souffle tubaire et de la pectoriloquie haute et aphone ; il a retrouvé les mêmes symptômes le 25 août. En septembre et en octobre, nous avons examiné plusieurs fois l'état de la poitrine ; nous n'avons trouvé que des frottements pleuraux et des râles sibilants et ronflants à l'inspiration et à l'expiration.

Le seul symptôme dont le malade se plaignait était une disposition diarrhéique persistante depuis l'atteinte du choléra, avec des périodes de constipation. L'état général était satisfaisant au point que le malade se proposait de quitter l'hôpital vers la fin d'octobre.

Le 29 octobre, le sujet se plaint de malaise vague ; il avait eu quatre selles la veille. Elles ont été examinées par M. le Dr Mills, qui nous a remis la note suivante, rendant compte de l'examen direct des selles :

Une goutte de la surface. — Persistance de formes allongées rappelant la forme et les mouvements de la spirille de Finckler. Colibacillose extrêmement peu développée. Absence de globules sanguins. Présence de globules blancs.

Une goutte du fond. — Au point de vue bactérien, composition identique, éléments figurés, globules blancs en assez grande abondance, débris organiques, moisissures. Cellules épithéliales du rectum. Desquamation épithéliale très peu abondante.

Le malade a continué à circuler dans les salles et au jardin dans la journée du 29. Il a dormi la nuit suivante, s'est levé à 5 heures du matin pour aller à la garde-robe et s'est recouché sans se plaindre. A 5 heures et demie, on l'a trouvé mort dans son lit.

Autopsie. — Elle a été faite par M. le Dr Vervaeck, dont nous reproduisons le protocole complet à cause de l'importance du cas :

Taille, 159 × 87. La rigidité cadavérique persiste partout. Peu de lividités au dos. Léger amaigrissement. A l'ouverture de la poitrine, les plèvres sont unies d'une manière très intime à toute la surface des deux poumons. Les adhérences sont surtout résistantes au sommet droit.

Poumon gauche. — Anthracose de la plèvre et emphysème sous-pleural au lobe supérieur ; brides interlobaires peu intimes. A la section, le parenchyme est congestionné et œdématié dans toute son étendue. Au sommet, on note de rares tubercules arrondis, disposés en petits groupes. Leur coloration est grisâtre et leur consistance assez ferme. La base est infiltrée de nombreux tubercules jaunâtres ou gris jaunâtre, caséeux, de consistance molle. Ils restent isolés, présentant la disposition de l'infiltration miliaire.

Poumon droit. — Emphysème sous-pleural aux lobes supérieur et moyen. A la section, on constate au sommet et au lobe moyen de nombreux groupes de tubercules gris, de consistance ferme, gros comme une tête d'épingle. La base est criblée de lésions tuberculeuses caséeuses, de coloration jaune blanchâtre, de consistance faible. En somme, lésions tuberculeuses, caséeuses au lobe inférieur, dont la disposition seule revêt l'allure miliaire, tandis qu'au lobe supérieur les tubercules sont groupés, mais offrent tous les caractères des tubercules jeunes. Cette disposition se rencontre aux deux poumons.

FOUINEAU.   14

Cœur. — Pèse 270 grammes, mesure 10 × 9 × 3. La cavité péricardique renferme 20 grammes de sérosité citrine. A l'épreuve de l'eau, les valvules sont suffisantes, l'organe est en diastole, surchargé de graisse ; les artères coronaires ne sont pas athéromateuses : le péricarde est sain ; le myocarde, de coloration rougeâtre, a une consistance diminuée.

Ventricule gauche. — L'endocarde est grisâtre au voisinage de la valvule mitrale, qui est opacifiée, infiltrée de lésions athéromateuses au voisinage du bord latéral. Le bord libre n'est pas épaissi, l'orifice n'est pas rétréci.

Ventricule droit. — L'endocarde est normal, la valvule tricuspide est transparente, mais épaissie au milieu de son bord libre. Les valvules sygmoïdes pulmonaires sont souples et transparentes. Les valvules aortiques sont sclérosées ; la paroi de l'aorte présente des lésions d'athérome. Les oreillettes n'offrent pas d'altérations ; le trou de Botal est oblitéré.

Foie. — Pèse 1,320 grammes, mesure 25 × 20 × 6. La capsule est épaissie au niveau du ligament suspenseur et au voisinage du bord antérieur, qui est aminci. Le parenchyme hépatique est jaune rougeâtre ; sa consistance est plutôt augmentée, malgré l'infiltration graisseuse évidente. Mais il y a en même temps un certain degré de sclérose conjonctive. La vésicule biliaire ne contient que de la bile verdâtre, très liquide ; pas de calculs.

Rate. — Pèse 200 grammes, mesure 9 × 8 × 3 1/2. La capsule, de coloration ardoisée, est plissée et épaissie. La pulpe splénique, de couleur vineuse, est gorgée de sang, mais augmentée de consistance. La trame connective est fortement hyperplasiée.

Rein droit. — Pèse 140 grammes, mesure 11 × 7 1/2 × 3. La capsule se détache assez facilement de la surface qui reste lisse. A la section, la substance corticale est légèrement diminuée d'étendue et a perdu son aspect habituel. La substance médullaire, qui est rouge foncé, paraît saine. Bassinet non dilaté. Les petits vaisseaux ne sont pas sclérosés.

Rein gauche. — Pèse 150 grammes, mesure $11 \times 5 \times 3$. Mêmes caractères.

Capsule surrénale droite. — Pèse 7 grammes, mesure $50 \times 20 \times 7$. Elle est congestionnée et présente trois zones de coloration: une externe jaune citron, une moyenne brune, une centrale gris blanchâtre. Pas de tubercules.

Capsule surrénale gauche. — Pèse 6 grammes, mesure $50 \times 18 \times 6$. Pas de lésions.

Cavité abdominale. — Ne renferme pas de liquide; les ganglions mésentériques ne sont pas engorgés; le péritoine est sain dans toute son étendue.

Vessie. — Contient de l'urine pâle, transparente; la muqueuse n'est pas altérée.

Estomac. — Ne renferme qu'un peu de mucus. La muqueuse, de coloration ardoisée, est plissée, non ulcérée.

Intestin grêle. — Mesure $6^m,70$. Colorée par la bile dans sa portion duodénale, la muqueuse est pâle dans le reste de son étendue. Elle est plissée, légèrement hyperémiée dans ses dernières parties. Pas d'ulcérations ni d'engorgement folliculaire.

Gros intestin. — Mesure $1^m,30$. Ballonné par des gaz. La muqueuse est pâle, plissée, non ulcérée. L'appendice vermiforme est libre d'adhérences, perméable et mesure 6 centimètres.

Pancréas. — Rien d'anormal.

Centres nerveux. — La dure-mère est un peu épaissie et grisâtre. Œdème cérébral très marqué. Les centres nerveux sont congestionnés, les vaisseaux de la base ne sont athéromateux. La pie-mère est transparente au niveau du chiasma; à la section, on ne note pas de lésions de la substance nerveuse. Œdème ventriculaire avec dilatation des cavités.

Œdème pulmonaire aigu, d'origine mécanique a vacuo (thoracentèse).

Observaton XLIII.

Terrillon, in *Thèse*, 1873.

Boule (Lazare), 62 ans, journalier, entre dans le service, salle Sainte-Jeanne, n° 55, le 8 février 1872.

Insuffisance mitrale. — Dans les deux côtés de la poitrine, développement d'un épanchement de sérosité assez considérable pour provoquer une dyspnée très pénible. Larges urtications qui amènent une amélioration notable. — Puis, bientôt tous les phénomènes alarmants reviennent assez rapidement, et on constate, de nouveau, un double épanchement pleural, qui occupait les deux tiers de chaque côté de la poitrine.

Pouls très petit. Cœur légèrement dévié à droite; albumine en assez grande abondance dans l'urine.

Le 16 mars, la dyspnée était telle, que nous résolûmes de pratiquer une ponction pour essayer de soulager le malade. Le côté droit fut choisi pour être ponctionné le premier.

Après une ponction exploratrice, qui nous démontra que c'était bien de la sérosité pure qui occupait la cavité, un trocart capillaire fut introduit avec grand soin : la canule, à extrémité mousse, resta seule dans la poitrine, le dard ayant été retiré avant que la canule eût été enfoncée à environ 4 centimètres ; 800 grammes de sérosité furent extraits. Lorsque nous étions arrivés à 500 grammes, nous avions eu quelques petites quintes de toux. L'auscultation, après l'opération, permit de reconnaître que le poumon avait repris sa place, la respiration s'entendait jusqu'au bas de la cavité ; aucune trace de pneumothorax.

Je constatai que le malade était soulagé, lorsque, une heure environ après l'opération, le malade fut pris d'une toux opiniâtre, à l'aide de laquelle il rendit, par gorgées assez fortes, une sérosité mousseuse en partie, un peu plus jaune, mais, à cela près, absolument semblable à celle que la ponction avait retirée. Le malade fut très fatigué de cette toux, qui dura jusque vers quatre heures, pour se calmer ensuite et permettre un bon sommeil.

Le lendemain, nous trouvions que 800 grammes de sérosité plus colorée, mais tout à fait semblable d'ailleurs à celle que la ponction avait retirée, avaient été rejetés par la toux. Le malade respirait librement et était, disait-il, beaucoup mieux qu'après la ponction.

A la percussion et à l'auscultation du côté droit, aucune différence avec ce qui avait été constaté la veille, aucun signe de pneumothorax.

Du côté gauche: très notable diminution de l'épanchement, qui avait disparu dans sa presque totalité et permettait d'entendre dans le poumon gauche, au niveau de la moitié de la cavité en arrière, un souffle un peu plus rude que celui qui existait la veille, souffle perçu dans la largeur de 6 à 7 centimètres, et laissant entendre à sa périphérie quelques râles sous-crépitants.

Réapparition d'une dyspnée intense.

Du côté droit, épanchement paraissant médiocre à l'auscultation ; mais la percussion donnait une matité universelle et presque égale de haut en bas.

Le côté gauche disparaissait de nouveau, très rempli par l'épanchement.

29 mai. — Ponction sur le côté gauche: le trocart fut un peu enfoncé, 2 centimètres environ; le dard fut retiré, et 2,400 grammes de sérosité transparente furent retirés sans aucun incident particulier. L'auscultation, après l'opération montra que le poumon s'était dilaté ; aucun des signes de pneumothorax, malgré le soin qu'on mit à les rechercher. Le malade était satisfait, mais une heure après, la scène du 28 mai se reproduisit de point en

point, si ce n'est que l'expectoration eut lieu plus rapidement, que le malade accusa une douleur réelle au niveau de la jonction du tiers inférieur avec le tiers moyen de la poitrine, mais loin du point ponctionné, qui était plus bas. 1,000 à 1,200 grammes de sérosité furent alors rejetés ; elle était moins mousseuse, ayant été expectorée plus facilement et moins battue par l'air. A la fin de l'expectoration et dans un effort de toux très violent, un très petit filet de sang de quelques lignes de longueur, comme ceux que l'on voit accidentellement dans les efforts de la toux d'une bronchite, parut avec la sérosité rejetée.

Point de signes de pneumothorax.

Enfin du 17 au 18 juin, la dyspnée reparaissant, et l'épanchement étant considérable, une nouvelle ponction capillaire fut faite à gauche ; elle donna 800 grammes de sérosité, et cette fois encore, une demi-heure après la ponction, 700 grammes de liquide étaient expectorés.

P. S. *Examen du liquide.* — Se prend en masse par l'acide azotique et par la chaleur ; il contient beaucoup d'albumine et très peu de fibrine. M. Liouville insiste sur la persistance de la mousse à la surface liquide.

Examen histologique. — Quelques globules rouges, très rares, non altérés comme dans tout liquide pleurétique ; très peu de globules blancs, quelques filaments de fibrine.

Là s'arrête l'observation dans la thèse de M. Terrillon. Nous en devons la dernière partie, avec l'autopsie, à l'obligeance de notre ami, M. H. Liouville, par qui elle a été recueillie (Souin de la Savinière. *Th.*, Paris, 1873) :

31 août 1872. — Depuis quelques jours, et non tout d'un coup, dit-il, il ressent des douleurs en marchant (car il se levait et descendait au jardin). Il y a de la dyspnée, de la douleur dans

le côté gauche de la cage thoracique, vers la partie moyenne, région antérieure et antéro-latérale.

A la percussion, en arrière, matité dans les trois quarts inférieurs, complète en bas, allant en diminuant un peu jusqu'à submatité vers le haut ; en avant, au sommet, pas de bruit skodique.

A l'auscultation, dans les deux tiers inférieurs, même dans les trois quarts inférieurs, respiration soufflante. Expiration à caractère très nettement amphoro-métallique. Rien de pareil à l'inspiration. Rien par la succussion.

Rien de pareil à droite. Pas de matité, pas d'expiration à timbre métallique. Il y a quelques râles.

Ventouses sèches. Sirop de pavot.

2 septembre. — Matité et égophonie dans la moitié inférieure du thorax à gauche, et dans le tiers inférieur à droite.

Ponction à gauche avec l'appareil Castiaux ; 1,500 grammes de sérosité franche sont extraits. Quelques quintes de toux, après 600 grammes. L'opération s'est passée très simplement.

5 heures. — Le malade a craché depuis la ponction (une heure après) environ 300 grammes de sérosité chargée de nombreux paquets mousseux. Toux assez fréquente. Il y a eu également de la diarrhée.

Le 3. — Le malade se sent bien mieux. Il se dit soulagé : il respire en effet librement ; pas de dyspnée, pas de quintes de toux.

Par la percussion, on trouve la matité bien diminuée ; elle n'est plus si absolue ; elle existe encore un peu dans le quart inférieur.

On commence à entendre la respiration dans les trois quarts supérieurs, presque dans la totalité. Cette respiration est un peu soufflante, et dans un seul point, tiers moyen, dans une zone restreinte, encore l'expiration est plus soufflante et a un timbre un peu métallique. Pas de succussion hippocratique. De plus, existent aux deux temps, à l'inspiration surtout, des râles muqueux, analogues tout à fait aux râles que l'on entend lors des hémoptysies.

Le 4. — Le malade n'a pas expectoré de toute la journée d'hier ; aujourd'hui non plus.

Mêmes signes locaux qu'hier, mais un peu amendés ; expiration sonore, souffle un peu métallique localisé (tiers moyen), et autour râles muqueux.

Le 8. — Depuis quelques jours, on remarque une reprise dans la dyspnée, l'oppression, les sensations pénibles d'étouffement et les modifications de couleur et de chaleur à la figure.

Ponction à droite (8 septembre). — Toux après deux minutes et après 800 grammes de sérosité jaunâtre, assez épaisse, oléagineuse. Nouvelle quinte de toux vers la cinquième minute. A un moment donné, le liquide s'arrête, et on sent un bourdonnement très intense, en même temps qu'une grande chaleur dans le conduit en caoutchouc. On a retiré environ 1,200 grammes en six minutes. Aspect spécial de cette sérosité.

Dans la journée, le malade n'a pas eu les envies de vomir, le malaise, le refroidissement, qui accompagnent toujours les ponctions. Il n'a rien expectoré, pas de vidange pleuro-bronchique, contrairement à ce qui se passait les autres fois.

Il faut tenir compte de ce fait qu'il y a sept jours, on a évacué le liquide du côté gauche.

Le 9. — Ce matin, il se sent bien soulagé. Il a passé une bonne nuit. Il n'y a plus de refroidissement, plus de signes de cyanose, comme hier matin, avant la ponction évacuatrice.

Toutefois le rétablissement ne fut pas si complet et si prolongé que les fois précédentes.

Le 10. — Epistaxis légère. Il n'a pas l'habitude de saigner du nez. Besoin d'un décubitus spécial : les jambes pendantes, le corps assez élevé, la tête droite.

Vers le 20 septembre 1872, le malade fut repris d'oppression, de dyspnée, de sensation de resserrement dans les parties latérales et antérieures de la cavité thoracique. De temps en temps, il avait des crises, dans lesquelles il semblait souffrir beaucoup, se cyanosait, puis quelquefois, quelques instants après, il dormait, paraissant calme et n'offrant plus ni teinte cyanique, ni refroidissement des extrémités avec modification de la couleur du nez, des lèvres, de la face, des mains.

On avait agité une nouvelle thoracentèse, et peut-être avait-on été trop impressionné en bien par ces alternatives si subites de mieux et de mal.

On avait peut-être trop tardé, car les symptômes d'épuisement avec teinte asphyxique, s'accusèrent dans la nuit du 22 au 23 septembre, et, sans secousses cependant, sans crises angoissantes, nous dit-on, le malade s'éteignit peu à peu, et, à la visite du matin, il était mort, 23 septembre 1872.

Autopsie. — Faite le 24 septembre, par M. H. Liouville.

Cavité thoracique. — La cavité thoracique, sectionnée dans une grande partie, montre par la face antérieure :

1° Le poumon droit se présentant en avant, nageant au-dessus d'une quantité considérable de sérosité jaunâtre, non sanguinolente. Ce poumon, qui n'offre pas d'adhérences, dont la plèvre paraît presque entièrement saine, crépite dans sa totalité, et n'offre un tissu rugueux que tout à fait sur ses bords. Nulle adhérence ; mais quelques fausses membranes existent dans ce liquide ;

2° Le poumon gauche, qui offre une disposition toute différente : il existe une adhérence entre les deux feuillets de la plèvre à la partie antérieure, dans toute l'étendue. Cette adhérence est formée par des néo-membranes vasculaires et par d'autres jaunâtres, puriformes. De suite on ne voit donc pas de liquide à la face antérieure et latérale, et il n'y a pas de cavité. Au niveau exactement du mamelon, il y a un épaississement notable de la plèvre, et une sorte de petit monticule induré, arrondi, ressemblant assez bien aux petites ouvertures excoriées des fistules. Toutefois, même un stylet très fin ne parvient pas à trouver un trajet fistuleux.

Suite de l'examen du poumon gauche. — A la face postérieure de ce poumon, il existe une grande quantité de liquide, sérosité jaunâtre, mêlée de sang. Sur la face externe, on observe de nombreux points de pleurésie hémorragique, sous forme de petits mamelons rouges, avec des néo-membranes de couleur violacée, vineuse, comme dans quelques pleurésiès secondaires.

Une insufflation faite par la trachée dans la direction de la bronche gauche, a distendu en grande partie le poumon gauche, qui a pris des proportions considérables, jusqu'au moment où de petites bulles ont apparu par la rainure interlobulaire, qui jusque-là était encloisonnée d'une façon assez complète, par des fausses membranes assez résistantes, blanc-jaunâtres et que l'on voit indistinctement, lorsqu'on vient à écarter un point de cette scissure. Toutefois, il n'a pas été possible de trouver un orifice bien net, au travers duquel puisse pénétrer un stylet, et, malgré les recherches, on reste dans l'ignorance du point exact par lequel la plèvre aurait pu communiquer avec les bronches, si cette communication toutefois a eu lieu, ce qui en tous cas n'est nullement démontré ici. On trouve bien, dans quelques points, de petits mamelons formés sur la plèvre, au centre desquels existe comme une petite cupule qu'une mince membrane sépare alors du poumon. Mais le stylet ne pénètre pas.

On n'a pas non plus constaté d'ouverture en sectionnant les bronches et leurs dernières ramifications. On n'est pas tombé sur des cavités. Il n'y avait du reste ni cavernes, ni le moindre tubercule dans le poumon gauche.

La partie postérieure des deux lobes de ce poumon était, nous l'avons vu, perméable à l'air, fortement insufflée. Toute cette partie postérieure flottait, pour ainsi dire, dans le liquide, qui n'existait que dans cette région, puisque, antérieurement et latéralement, il y avait des adhérences complètes. Tout à fait à la partie postérieure, du côté du médiastin, existaient également des adhérences, traces de pleurésies d'âge différent, et, dans ces points, existaient par ce fait des cloisons qui paraissaient communiquer à peu près toutes les unes avec les autres. Le médiastin lui-même était infiltré de sérosité, et cela était surtout visible à la partie située sous la bifurcation des bronches.

Un épaississement très considérable de la plèvre, avec des fausses membranes, se remarque au niveau du diaphragme ; toute l'étendue du poumon en est également recouverte : il n'y a donc pas adhérence absolue. A partir de cette base, latéralement, comme aussi un peu à la partie postérieure, on commence à rencontrer sur la plèvre viscérale (qui n'offre à ce niveau que cette altération) des taches rouge vineux, formant parfois de véritables plaques depuis la grosseur d'une tête d'épingle jusqu'à celle de 3 et 4 centimètres. Au premier abord, quelques-unes de ces taches semblent être sous-pleurales, quoique la plupart paraissent composées par des feuillets rougeâtres superposés, constituant alors quelques-unes mêmes des saillies. Ces petites élévations semblent être une agglomération des néo-membranes vasculaires. On les trouve sur le lobe inférieur et sur le lobe supérieur. Elles ne se rencontrent pas dans un point où il y aurait eu traumatisme ; du moins on n'en voit nulle trace. De plus, leur nombre, leur dissémination, leur généralisation impliquent bien plutôt l'idée d'une cause générale que d'une cause locale.

Suite de l'examen du poumon droit. — Le poumon droit, examiné dans toutes ses parties, à l'intérieur et à l'extérieur, n'a permis de reconnaître ni fistules, ni cavité, ni tubercules.

Une coupe faite dans les points périphériques de ce poumon qui présentait l'aspect particulier que nous avons décrit, montre une modification toute spéciale de structure, bien constatable à l'œil nu. On dirait un tissu élastique, du caoutchouc mâché. La teinte est rouge clair, et la coupe, malgré la pression, ne donne issue à aucune bulle d'air. Il s'écoule lentement un sang noir, épais, qui sort assez difficilement, et il faut aller jusqu'à deux et trois centimètres dans l'intérieur du poumon, pour trouver des mucosités sortant des bronches. On doit ajouter que, sans avoir l'apparence de la pneumonie, ce tissu tombe au fond de l'eau, et que, dans quelques points, si la pression est bien faite, on peut faire écouler de la sérosité provenant de certaines parties du poumon même (œdème pulmonaire).

Cœur. — Péricardite hémorragique. Dans toute l'étendue, néo-membranes vasculaires. Quelques adhérences, mais peu anciennes. Aspect de la langue de bœuf. Rugosités et saillies, néoproductions, feuillets nombreux, jaunâtres et rouge violacé vineux. Liquide séro-sanguinolent.

L'aorte est couverte, dans la partie péricarditique, de produits néo-membraneux. Elle présente dans toute son étendue des plaques calcaires et des déformations rugueuses, mamelonnées, sur l'endartère.

Les ganglions, dans le tissu cellulaire, lui-même enflammé, qui entoure le péricarde, en avant surtout, sont très nombreux, très volumineux et hyperémiés fortement.

Hypertrophie cardiaque des plus considérables des deux côtés, surtout le gauche. Epaisseur énorme des parois. Cavités internes cependant encore volumineuses.

Myocardite des plus nettes, surtout près de la périphérie, sur le cœur gauche principalement.

Endocardite. Traces d'anciennes lésions. Léger degré de rétrécissement aortique. Insuffisance aortique assez notable (expérience de l'eau). Peu ou pas de rétrécissement mitral, cependant orifice plutôt étroit. Légère insuffisance mitrale, par épaississement des valvules surtout.

Cavité abdominale. — *Foie.* — Le foie est petit relativement. Il ne déborde pas les fausses-côtes. Il est dur et offre une apparence irrégulièrement mamelonnée à l'extérieur. Mais, ce qui est surtout remarquable, ce sont les îlots rougeâtres que l'on distingue très nettement au dessus de la capsule épaissie, formant en de certaines places plusieurs feuillets (péri-hépatite). Ces îlots rouge-acajou se voient surtout à la superficie ; mais cependant, à la coupe, on les distingue dans une profondeur de 1 centimètre environ. Le tissu hépatique, ailleurs, ressemble au contraire au foie muscade, tandis que là, c'est l'apparence de l'induration rouge. Ses vaisseaux sont partout très dilatés, ils sont béants à la coupe ; leurs parois sont excessivement épaissies. Malgré cette dilatation vasculaire, il y a atrophie relative du foie, induration considérable, et le déchirement donne une surface grenue. — Notable quantité de bile foncée, épaisse.

Rate. — Offre au contraire une hypertrophie considérable

dans tous ses diamètres. Longueur, 22 centimètres ; largeur, 15 centimètres ; épaisseur, 8 centimètres. Périsplénite des plus nettes. Aspect tigré de la capsule. Induration considérable. Pouls tout à fait augmenté. La section est lisse, grenue, rouge intense dans quelques places ; il ne s'écoule pas de sang ; les vaisseaux sont béants, leurs parois augmentées de volume.

Reins. — Volume à peu près normal. Induration et vascularisation augmentées ; hyperémie de la substance corticale surtout. Pas d'état mamelonné. Pas d'apparence de maladie de Bright.

Observation XLIV.

Liouville. *Union médicale*, du 24 juin 1873. *Gazette médicale*, du 21 juin 1873.

Mort rapide par asphyxie après la thoracentèse.

J..., Émile, âgé de 38 ans, orfèvre, est entré le 30 mai 1873, salle Sainte-Jeanne, n° 8. C'est un homme assez grand, maigre, et de constitution déjà délabrée, cachectique, atteint d'une affection thoracique double, caractérisée à gauche par tous les signes d'une pleurésie très étendue, datant de seize jours et ayant déplacé le cœur ; à droite par les symptômes d'une broncho-pneumonie à marche peu franche et à allures irrégulières. On avait aussi l'idée d'une tuberculisation profonde, sans pouvoir toutefois l'affirmer.

Des tendances à la syncope et l'augmentation de l'oppression par le fait du trouble circulatoire et de la gêne respiratoire forcèrent à pratiquer une ponction, après qu'on eut tenté l'emploi d'une médication révulsive (vésicatoires) et d'un traitement général approprié.

La thoracentèse, précédée d'une ponction exploratrice, qui donna issue à une sérosité nullement suspecte, fut pratiquée avec le trocart capillaire, et l'aspiration fit évacuer deux litres et demi d'un liquide clair, jaune verdâtre, qui ne se prit pas de suite en gelée solide. Le microscope n'y fit pas trouver de leucocytes en grande quantité, ni de globules rouges.

Tout s'était bien passé. L'opération n'avait pas été faite avec précipitation. L'évacuation avait été effectuée lentement par le fait du tube assez fin. Le malade n'avait pas craché de sang : il avait toussé vers le milieu de l'opération qui avait duré vingt à vingt-cinq minutes ; les quintes s'étaient toutefois un peu rapprochées vers la fin de l'opération ; elles étaient devenues plus tenaces, sans expectoration. Il paraissait soulagé, et éprouvait cette sorte de bien-être tout spécial. On le laissa reposer, et on prescrivit de nouveau des toniques. Ce fut, trois heures après environ qu'on vint nous chercher à la hâte, demandé par le patient qui éprouvait une sorte d'angoisse, avec dyspnée, décomposition des traits de la face, et par moments véritables accès d'asphyxie. « Donnez-moi de l'air, donnez-moi de l'air », disait-il, en mettant en jeu toutes les forces de la respiration, et se plaignant d'un poids qu'il avait sur la poitrine et d'un sentiment de constriction thoracique.

Il essayait aussi de cracher, surtout après les quintes de toux, mais il n'y eut aucune expectoration ni spumation. Nous insistons sur ce fait.

La percussion et l'auscultation ne décelaient nulle part l'existence d'un pneumo-thorax, rapidement produit. Le cœur, qui avait repris à peu près sa place, battait avec une grande rapidité. Malgré tous les efforts, l'asphyxie progressa, et en une heure le malade mourait.

Quatre heures et demie environ s'étaient à peine écoulées depuis la thoracentèse.

A l'autopsie, on constatait les lésions anciennes du poumon droit, de nature tuberculeuse, et qui apportait une gêne énorme dans son fonctionnement.

A gauche, on constata de suite qu'il n'y avait ni perforation pulmonaire traumatique, ni épanchement d'air dans la plèvre. Des altérations tuberculeuses se trouvaient au sommet. Mais c'était toute la moitié inférieure du poumon qui devait fixer l'attention.

$$- 223 -$$

En effet, tout ce lobe, au lieu d'être refoulé en arrière, se présentait de suite à l'ouverture du thorax, son volume était excessivement augmenté, et l'on sentait que cette distension si anormale était constituée par de l'infiltration, qui s'écoulait à la coupe. L'empreinte des doigts restait sur le tissu pulmonaire comme sur le membre le plus infiltré. On avait donc bien affaire à un œdème pulmonaire.

On put extraire de suite près d'un demi-litre d'une sérosité claire, jaune citron, albumineuse, qui suintait avec le sang noir des vaisseaux sectionnés.

Dans les bronches, et jusqu'à la division des deux grosses ramifications, il y avait une spume aérée, mousseuse, qui remplissait ces conduits. Cette sérosité infiltrée et cette mousse nous rappelèrent tout à fait le liquide expectoré dans quelques cas consécutifs à la thoracentèse et communiqués l'an dernier, l'un à l'*Académie de médecine*, l'autre à la *Société de biologie*.

OBSERVATION XLV.

MERCIER, in *Thèse*, Paris, 1876.

Hydropneumothorax du côté droit. — Ponction et aspiration répétées plusieurs fois. — Expectoration albumineuse.

La nommée Marguerite A..., âgée de 22 ans, blanchisseuse, entre, le 29 avril 1873, à l'hôpital Beaujon, salle Saint-Monique, n° 2, dans le service de M. Matice.

Antécédents. — Réglée à 16 ans; ordinairement bien réglée; jamais de flueurs blanches; aurait eu la rougeole étant enfant; pas d'autres maladies. Rien du côté de l'hérédité; sept enfants dans sa famille: cinq encore vivants et bien portants. Tempérament lymphatique.

L'année dernière, au mois de janvier, elle entre dans le service de M. Gubler pour une bronchite, dit-elle; toux, hémoptysie, épistaxis fréquentes; pas de point de côté. Reste un mois à l'hôpital et en sort guérie, ou au moins considérablement améliorée. Rien jusqu'au mois de janvier de cette année, où elle entre de nouveau dans le service de M. Gubler (salle Sainte-Marthe) pour un point de côté, de la toux, et de nouvelles hémoptysies qui revenaient tous les jours. Elle reste un mois et demi dans le service et sort à peu près guérie; mais l'amélioration ne dure pas longtemps, car, huit jours après, elle revient à la consultation de Beaujon. Pas de place; elle va au Parvis, d'où on l'envoie à Saint-Antoine, dans le service de M. Isambert: toujours beaucoup de toux; point de côté à droite, dyspnée, vomissements; pas d'hémoptysies.

Une note de M. Barbier, interne de M. Isambert, nous apprend qu'on constata chez cette malade, le jour de son entrée, un *pneumothorax* à droite. Deux ou trois jours après on trouva un commencement d'épanchement dans la plèvre, et quand la malade sortit un matin, par un coup de tête, le diagnostic définitif était *hydropneumothorax*.

La malade, après être restée trois mois et demi dans le service de M. Isambert, demande à s'en aller un jour sans aucune raison, et se présente, le lendemain 29 avril, à la consultation de Beaujon, où M. Matice la reçoit immédiatement. On constate un énorme épanchement à droite; l'oppression est extrême; la malade peut à peine respirer: comme mesure de précaution, et craignant de ne pas retrouver la malade le lendemain si on la laisse dans cet état, M. Matice immédiatement après la consultation, lui fait une ponction avec l'appareil Dieulafoy. On retire 1,885 grammes de liquide, et l'on est obligé de s'arrêter, car la malade étouffe et menace de suffoquer. Le liquide qu'on a retiré est d'un jaune verdâtre, très clair, très fluide, sans aucune apparence de pus.

La malade, un peu remise, nous raconte son histoire (voir plus haut). A Saint-Antoine, on lui aurait mis vingt-quatre vésicatoires; pas de ponction, mais on devait lui en faire une; c'est ce qui l'avait, paraît-il, déterminée à quitter l'hôpital. Elle nous fait remarquer que, quand elle se remuait brusquement, elle entendait un bruit de flot dans la poitrine. Nous constatons le jour de son entrée ce bruit hydroaérique, bruit de succussion et M. Matice porte le diagnostic *hydropneumothorax* du côté droit, probablement d'origine tuberculeuse. La malade a eu des hémoptysies fréquentes ; elle a les ongles hippocratiques, des sueurs nocturnes ; elle est mal réglée depuis quelque temps ; ses règles ne sont venues qu'une fois en cinq mois. On trouve de la bronchite dans tout le côté gauche ; rien du côté des sommets ; on constate en même temps l'absence de respiration amphorique et de tintement métallique.

30 avril. — Moins d'oppression. Sonorité revenue en partie en arrière et en avant, à droite ; à gauche, toujours de la bronchite.

1er mai. — Même état. Toujours de la dyspnée. En avant, sous le sein droit, on entend de gros râles muqueux. Toujours bruit de succussion hippocratique et absence de respiration amphorique et de tintement métallique.

M. Matice fait une seconde ponction en arrière, il ne sort pas de liquide ; on en refait une autre en avant, au-dessous du sein droit, et l'on retire 650 grammes de liquide. A un certain moment, on entend très nettement l'air passer de la plèvre dans le corps de pompe, et l'on est obligé de s'arrêter : la malade étouffe.

2 mai. — Ce matin, la malade a une espèce de vomique : elle a rendu une assez grande quantité d'un liquide blanchâtre, aqueux, un peu mousseux, avec quelques crachats. C'est très probablement l'*expectoration albumineuse* signalée par quelques auteurs.

La malade va assez bien, du reste. Peu d'oppression ; elle mange bien ; on n'entend plus le bruit hydroaérique.

3 mai. — Rien de particulier.

4 mai. — A rendu encore ce matin plein la moitié de son crachoir d'un liquide blanchâtre, très clair, où nagent quelques crachats nummulaires (nouvelle expectoration albumineuse, probablement).

Fouineau.   15

5 mai. — On entend de nouveau le bruit de succussion hippocratique. Respiration revenue dans une grande partie du côté droit, excepté à la partie inférieure, où l'on trouve encore de la matité.

6, 7 et 8 mai. — Rien de particulier.

9 au 17 mai. — Pas de changement notable. Pas de nouvelle expectoration. On entend certains jours le bruit hydro-aérique que l'on ne peut reproduire les autres jours. Pas de respiration amphorique, pas de tintement métallique ; toujours de l'oppression. Quant à l'état général, il n'est pas mauvais. La malade mange un peu et se lève dans l'intervalle des visites.

18 mai. — On fait une nouvelle ponction (troisième) au-dessous du sein droit. On retire 100 grammes d'un liquide jaune verdâtre, très clair. L'écoulement s'arrête au bout de quelques instants, l'aiguille est bouchée.

26 mai. — Quatrième ponction en arrière. On retire 1,220 grammes d'un liquide jaune verdâtre, pas purulent. A un certain moment, on voit de grosses bulles d'air pénétrer de la plèvre dans le corps de la pompe, où le liquide cesse de monter.

2 juin. — Ce matin, la malade a rendu plein la moitié de son crachoir d'un *liquide très fluide, jaune verdâtre,* et ayant absolument le même aspect que le liquide retiré par les ponctions. Ce liquide ne ressemble nullement aux expectorations précédentes, qui étaient blanchâtres et mousseuses.

La malade nous dit que, depuis trois ou quatre jours, elle a tous les matins une expectoration semblable.

Ce matin, à l'auscultation, on trouve de la respiration amphorique ; pas de tintement métallique ; pas de bruit de succussion. Sonorité dans les deux tiers supérieurs ; matité dans le reste du côté droit.

3 juin. — Ce matin, la malade a eu une *nouvelle expectoration,* mais, cette fois, le liquide n'a plus le même aspect qu'hier ; il est blanchâtre, un peu mousseux, et contient quelques crachats. La différence entre l'expectoration d'hier et celle d'aujourd'hui est très nette, au moins pour la couleur du liquide.

Elle en a rendu aujourd'hui 64 grammes qui, essayés avec l'acide nitrique, donnent un précipité albumineux, peu abondant du reste.

4 juin. — *Nouvelle expectoration* ayant les mêmes caractères qu'hier. La malade a rendu 60 grammes de liquide en trois fois, à la suite de quintes de toux comme à l'ordinaire.

Ce liquide, analysé par M. Bailly, pharmacien du service, a donné 0^{gr},24 d'albumine pour l'expectoration de ce matin.

5 juin. — *Expectoration*, comme hier, à la suite de toux ; toujours liquide blanchâtre, un peu mousseux, où flottent quelques crachats.

6 juin. — Même *expectoration*, moins abondante (26 grammes), mais présentant les mêmes caractères que les autres.

7 juin. — A rendu 30 grammes de liquide.

8. — Ce matin, expectoration de 60 grammes de liquide.

9. — Pas d'expectoration.

10. — Ce matin, a rendu 100 grammes de liquide.

11. — Nouvelle expectoration de 90 grammes.

12. — Pas d'expectoration.

État local. — En arrière, à la percussion, sonorité dans les deux tiers supérieurs du côté droit ; matité dans le tiers supérieur. Rien à gauche ; pas de matité.

A l'auscultation : A droite, respiration et voix amphorique dans tout le tiers moyen ; on entend très nettement le bruit de succussion hippocratique. Au sommet, respiration soufflante, caverneuse, un peu amphorique.

A gauche : Respiration rude dans tout le côté ; quelques râles de bronchite.

En avant : La percussion est douloureuse à gauche ; peu de différence avec le côté droit, au point de vue de la matité, qui est très peu marquée. A l'auscultation, respiration rude, soufflante, à gauche. Diminution du bruit respiratoire à droite.

Cœur. — Prolongement du premier bruit.

État général. — La malade mange ; elle se lève presque toute la journée. Toujours de l'oppression et de la toux, principalement

le soir. Dort bien ; des sueurs nocturnes. Pas d'hémoptysies.
A eu ses règles ce mois-ci. En somme, l'état général est très satisfaisant.

Nous croyons devoir donner l'opinion du professeur
Dieulafoy sur cette question de l'expectoration albumineuse puisqu'elle a fait l'objet d'un grand nombre de
ses travaux.

Expectoration albumineuse. — Aussitôt ou peu après la thoracentèse, le malade est pris de toux et d'oppression, d'expectoration spumeuse, sanguinolente ou albumineuse, et on entend à
l'auscultation des râles fins d'œdème pulmonaire ; puis graduellement la toux cesse, la respiration se rétablit, et l'accident est
terminé. Dans d'autres cas, la complication est plus redoutable ;
la toux est quinteuse, l'anxiété est croissante, et le malade rend
30 grammes (Woillez), 250 grammes (Vulpian), 1 litre (Desnos),
et jusqu'à 2 litres (Moutard Martin) d'une expectoration qui,
dans le vase où elle est rejetée, se divise en plusieurs couches, la
supérieure mousseuse et jaunâtre, l'inférieure plus dense et *albumineuse.* L'intensité de la dyspnée, la durée et la quantité de
l'expectoration sont variables, et ce n'est qu'après une demi-
journée ou une journée que le malade revient à son état normal.
Enfin, dans quelques circonstances heureusement exception-
nelles (je n'en connais que six observations), les accidents ont été
mortels, et l'asphyxie s'est déclarée si rapidement après la thoracentèse, que les malades ont été emportés en dix minutes (Girard),
en un quart d'heure (Gombault), en quelques minutes (Legendre),
très rapidement (Dumontpallier), en quatre heures (Béhier et
Liouville), en deux heures (Bouveret).

Je reviendrai plus tard sur d'autres accidents mortels que je
réunirai dans une seconde série, je ne m'occupe pour le moment
que des accidents du premier groupe. Dès 1853, ces accidents
dyspnéiques avaient été étudiés (Pinault, d'Espine, Woillez, Ma-

rotte), et différemment interprétés (Terrillon, Foucart, Mercier, Lereboullet). A quoi donc les attribuer, comment expliquer l'expectoration albumineuse et l'asphyxie ? On n'a pas trouvé de blessure du poumon dans les autopsies, et en supposant qu'une piqûre de cet organe ait permis au liquide pleural de passer dans les bronches, elle eût permis, réciproquement, à l'air des bronches de passer dans la plèvre : or, on eût constaté les symptômes d'un hydropneumothorax. Il ne faut donc pas accuser la blessure ou la perforation spontanée du poumon ; ce qu'il faut accuser, c'est l'*œdème aigu du poumon*, c'est la congestion pulmonaire rapide, qui déterminent à leur tour l'expectoration albumineuse et l'asphyxie (Hérard) (1).

Reste à expliquer la *cause de la congestion rapide et de l'œdème aigu*.

On a accusé la *méthode aspiratrice* ; on a prétendu que l'aspiration abaissait la tension pleurale et précipitait trop rapidement le liquide pleural au dehors. Pour démontrer combien l'accusation est peu fondée, il suffit de consulter les observations, et l'on voit précisément que sur 16 cas où l'opération a été suivie d'expectoration albumineuse (thèse de Terrillon), la thoracentèse avait été faite 12 fois avec le trocart et la baudruche *sans* aspiration, et 4 fois seulement par aspiration ; et sur les 6 cas qui se sont terminés par la mort, l'opération avait été faite 3 fois avec le trocart et la baudruche *sans* aspiration, et 3 fois par aspiration. Donc l'aspiration n'est pas directement coupable, puisque les accidents *les plus nombreux* sont survenus en *dehors* d'elle.

Si ces accidents n'ont rien à voir avec ce procédé opératoire, à quoi donc sont-ils dûs ? Sur six observations où l'opération a été suivie de mort, il s'agissait cinq fois de pleurésies *compliquées*. Dans la 1re (Gombault), le poumon du côté opposé à la pleurésie était en partie fibreux et bridé de tous côtés par les adhérences d'une ancienne pleurésie ; dans la 2e (Girard), la malade était

____

(1) *Acad. de méd.*, séance du 30 juillet 1872.

atteinte d'un rhumatisme aigu généralisé, avec double pleurésie ;
dans la 3ᵉ (Béhier), il y avait en même temps une broncho-
pneumonie tuberculeuse du côté droit ; dans la 4ᵉ (Dumontpallier), le malade avait, outre sa pleurésie droite, une bronchite et
des adhérences du poumon gauche ; dans la 5ᵉ (Bouveret), le malade, cyanosé et asphyxiant, avait une vieille pleurésie tuberculeuse avec adhérences et 4 litres de liquide.

Analysons les observations où la thoracentèse a été suivie
(thèse de Terrillon) d'œdème pulmonaire et d'expectoration albumineuse, et ici encore la plupart des cas concernent des pleurésies *compliquées ;* ainsi, dans les obs. XIII et XVII (Lasègue),
les pleurétiques avaient aussi des lésions aortiques et mitrales,
œdème des extrémités inférieures, etc. ; dans l'obs. III (Bucquoy),
je retrouve une hypertrophie cardiaque avec souffle mitral et
aortique ; dans l'obs. XV (Lancereaux), la malade était au quatrième mois de sa grossesse, et sujette à des bronchites chroniques avec sueurs nocturnes ; dans l'obs. VII (Marotte), le pleurétique était en outre atteint de tuberculose pulmonaire.

Et, pour ce qui est des accidents dus à la thoracentèse, alors
que la pleurésie n'était associée à aucune complication, je remarque que ces accidents ont toujours coïncidé avec l'*issue immédiate d'une grande quantité de liquide :* 5,500 grammes dans
l'obs. VI (Marotte), 4 litres (Worms), 3 litres dans l'obs. XVIII
(Faussillon), 2 litres dans l'obs. IX (Moutard-Martin), 2 litres
dans d'autres observations.

De sorte que les accidents bénins, graves ou mortels, d'œdème
pulmonaire et d'expectoration albumineuse, *ont toujours été associés,* soit à des *complications* de la pleurésie, soit à l'issue immédiate d'une très grande quantité de liquide, et *le plus souvent* A
CES DEUX CAUSES RÉUNIES. Qu'on ne dise donc pas que ces accidents sont directement imputables à l'abaissement exagéré de la
tension pleurale produite pas l'aspiration (1), puisque les mêmes

____

(1) Peyrot. *Thorax des pleurét. et pleurotomie.* Th. de Paris. 1876.

accidents surviennent avec le trocart de Reybard, sans aspiration, alors que la tension est la *même à l'intérieur et à l'extérieur* de la poitrine.

Néanmoins il y a dans l'aspiration *mal dirigée* un inconvénient réel, mais ce n'est pas affaire de *qualité* du vide, c'est affaire de *quantité*. Ce n'est pas parce qu'on aura retiré 100 grammes de liquide avec un vide bien fait que les accidents pourront survenir, mais c'est parce qu'on en aura retiré 3,000, même avec un vide incomplet, *même sans vide du tout*. Ce qui est mauvais, qu'on le sache bien, ce n'est pas l'aspiration, *mais c'est la façon dont on en fait usage*. Comment, voilà un malade qui depuis cinq, six semaines, deux mois, a un épanchement de 3 ou 4 litres dans la poitrine ; le cœur et les vaisseaux pulmonaires sont déviés, le poumon est aplati, la circulation cardio-pulmonaire est entravée ; on prive tout d'un coup ces organes des 3 litres de liquide qui depuis longtemps gênaient leur fonctionnement, et brusquement, sans transition, le sang se précipite dans les vaisseaux pulmonaires, l'air se précipite dans les alvéoles, et l'on s'étonne qu'il survienne des accidents ! Mais, ce qui m'étonne, c'est qu'il n'en survienne pas davantage. Non, ce n'est pas à l'aspiration, ce n'est pas à un vide trop parfait qu'il faut reprocher les accidents ; c'est à l'aspiration prolongée *outre mesure* ; c'est à l'emploi de trocarts *trop volumineux* ; c'est, en un mot, à la manœuvre mal comprise, qui, sans tenir un compte suffisant de la nature de la pleurésie, de son ancienneté, de ses complications, permet à un épanchement considérable de sortir complètement et trop rapidement de la cavité thoracique. Voilà pourquoi, je le répète encore une fois, le secret, pour se mettre à l'abri de tout accident, consiste à faire usage de l'aiguille n° 2, et à limiter la quantité du liquide retiré en une séance.

Œdème pulmonaire chronique stasique et toxique.

OBSERVATION XLVI.

Artério-sclérose généralisée. — Myocardite et néphrite chroniques. — Insuffisance cardio-rénale. — Œdème et congestion pulmonaires.

Le nommé Bia..., Louis, âgé de 72 ans, né à Paris, profession de doreur sur bois. Entré le 4 avril 1897, salle Jenner, lit n° 44.

Antécédents héréditaires. — Les parents de B... ont été bien portants durant leur vie, son père est mort à 76 ans et sa mère à 84 ans d'affections dont il ne connaît pas la nature. Il a 3 frères bien portants.

Antécédents personnels. — B... n'a jamais eu de syphilis, n'a pas fait d'excès d'alcool et de tabac et n'a jamais été exposé par sa profession à l'absorption de produits toxiques. Il a eu des épistaxis étant jeune ainsi que des migraines. Actuellement il a de la blépharite ciliaire qu'il prétend avoir depuis l'âge de 20 ans. On ne trouve chez lui ni varices ni hémorrhoïdes.

H. M. — Le mardi-gras de cette année, B... s'aperçut que ses jambes étaient augmentées de volume et qu'il respirait avec difficulté. La dyspnée l'empêchait même de dormir. Il avait des étourdissements et ne pouvait plus monter ses escaliers sans se reposer à chaque étage. Au bout d'une semaine environ la dyspnée augmenta au point de l'empêcher de se coucher et B... passait ses nuits sommeillant assis sur une chaise, la tête appuyée sur une table. Il resta ainsi jusqu'au 3 avril où il se décida à faire appeler un médecin qui lui conseilla d'entrer à l'hôpital.

Il rentre à l'hôpital ayant un œdème généralisé au niveau des membres inférieurs godets faciles ; cet œdème remonte au niveau du tiers inférieur de la paroi abdominale ; B,.. est assis dans son lit en orthopnée, le pouls est petit, irrégulier. Les jugulaires sont distendues et animées de battements. L'examen de la région cardiaque ne donne aucun renseignement à la palpation. L'auscultation révèle une arythmie extrêmement prononcée sans souffle, soit au niveau de l'orifice mitral, soit au niveau de l'orifice aortique. Le doigt perçoit les battements aortiques derrière la fourchette sternale. La sous-clavière droite est surélevée. La tension artérielle est de 14. L'auscultation des poumons met en évidence l'existence de râles fins éclatant par bouffées sous l'oreille au moment de l'inspiration, râles sous-crépitants révélateurs d'œdème pulmonaire avec congestion. Les râles s'étendent jusqu'au niveau de l'angle inférieur de l'omoplate ; ils sont plus abondants au niveau de la base droite. Les urines sont rares, concentrées, et renferment une grande quantité d'albumine. B... expectore un crachoir de mucosités non sanglantes.

Le foie déborde de 4 travers de doigt, est douloureux à la pression. La rate est hypertrophiée.

B... est soumis au régime lacté, on lui donne un lavement purgatif et 50 centigrammes d'infusion de feuilles de digitale.

48 heures après il se produit une amélioration notable ; le cœur est moins irrégulier, la tension artérielle se relève (17) et les phénomènes pulmonaires s'atténuent.

Le 9, tous les phénomènes pulmonaires ont disparu, les irrégularités du cœur quoique existant encore n'ont plus rien de comparable avec ce qu'elles étaient lors de l'entrée du malade, l'œdème des jambes persiste mais moins accusé ; cependant malgré l'amélioration survenue dans l'ensemble de ces phénomènes la dyspnée persiste.

B... respire difficilement en contractant énergiquement tous ses muscles inspirateurs. Le rythme respiratoire est normal (28 respirations par minute). On assiste donc ici à la dissociation des causes de la dyspnée primitive. La cause qui agissait sur l'hématose (congestion et œdème pulmonaires, augmentation de la tension artérielle pulmonaire) a disparu et le malade reste en proie à sa dyspnée toxique. Les urines restent toujours au-dessous de 1 litre, elles sont de très faible densité (1.008) et contiennent une notable quantité d'albumine (1^{gr},20 par litre).

On continue le régime lacté et l'on cesse la digitale dès le 4e jour.

Quinze jours après, sous l'influence du repos et du régime lacté, l'albumine disparaît, le cœur se régularise, les œdèmes s'effacent et B..., à la condition de rester au lit et de ne pas faire d'effort, n'a plus d'oppression ni de phénomènes d'insuffisance cardiaque. Les urines restent toujours entre 2 litres 1/2 et 3 litres 1/2 (densité 1.018).

Jusqu'à aujourd'hui 21 mai, il n'est pas survenu de changement dans la situation de B..., il urine toujours la même quantité, on le soumet au régime mixte.

Le cœur a des battements fréquents (110) et l'on entend dans la région de la pointe et médio-ventriculaire un bruit de galop diastolique. L'œdème des jambes n'existe plus. On ne trouve plus trace de stase hépatique ni pulmonaire.

Le 29 mai, l'état général qui semblait s'améliorer peu à peu est un peu moins bon. B... a eu depuis deux jours des accès d'étouffement. Le cœur présente de l'arythmie.

Le jour suivant (30), les membres inférieurs sont œdématiés, l'arythmie cardiaque est plus fréquente qu'hier ; il y a de l'hypotension artérielle (14). On donne à B... 60 centigrammes d'infusion de feuilles de digitale pendant 3 jours. Sous l'influence de ce traitement l'amélioration revient et le 6 juin tous les phénomènes ont disparu, les urines augmentent de quantité; le cœur se régularise, la respiration est bonne.

Le 27 juin, B... se sentant mieux et ayant demandé le régime ordinaire est repris de ses phénomènes d'oppression, le cœur est redevenu arythmique avec souffle systolique à la valvule mitrale. En 48 heures l'anasarque est devenu extrêmement considérable, un œdème énorme occupe les membres inférieurs, les bourses et l'abdomen. On constate des râles d'œdème pulmonaire localisés aux 2 bases et plus accentués à gauche qu'à droite.

Le 1er juillet, malgré la mise au régime lacté et l'administration d'un gramme de caféine, il n'y a pas d'amélioration. On constate à droite et en arrière un hydrothorax. On donne à B... 60 centigrammes d'infusion de feuilles de digitale.

La digitale est continuée les 2, 3 et 4. Il n'y a pas d'amélioration. Le cœur reste toujours aussi irrégulier et l'anasarque aussi marqué.

Le 8 juillet, on commence la théobromine en présence de l'insuccès de la digitale à la dose de 3 grammes par jour.

Le 9 juillet, les urines qui pendant toute cette période asystolique étaient restées entre 600 et 900 grammes montent à 2 litres.

Le 10, continuation de la théobromine, urine 3 litres 1/2. L'œdème des jambes a presque complètement disparu. L'hydrothorax s'est effacé, on n'entend plus que quelques râles d'œdème et de congestion disséminés aux deux bases. Le cœur est moins irrégulier et l'on entend un léger souffle à la valvule mitrale.

Le 13 juillet, l'état général est meilleur, tous les malaises ont disparu, il ne reste plus que de l'arythmie, B... redemande à manger.

Le 16, B... veut absolument abandonner le régime lacté, il est mis au 4e degré et l'on supprime la théobromine. L'état est le suivant : l'arythmie persiste, l'œdème des jambes a disparu complètement, quelques râles d'œdème pulmonaire subsistent encore.

Le 21, l'œdème des jambes a reparu très prononcé, les battements du cœur sont devenus d'une irrégularité telle qu'on n'aperçoit plus qu'une pulsation radiale sur 3 ou 4 battements cardiaques. L'œdème pulmonaire n'a subi aucun changement, la dyspnée est très prononcée.

Le 23, on reprend le régime lacté et la théobromine (3 grammes par jour).

Le 30, l'œdème des membres est disparu, l'oppression est

moindre, on continue le régime lacté, mais l'on supprime la théobromine.

Le 2 août, malgré la continuation du régime lacté l'œdème des jambes a reparu, a gagné les aines et la partie inférieure de l'abdomen.

Les battements cardiaques s'entendent à peine et sont extrêmement irréguliers. Le pouls traduit cet état du cœur et il n'est plus perceptible que tous les 3 ou 4 battements, la moindre pression le fait disparaître.

L'état pulmonaire et hépatique n'a subi aucune modification.

Le 6 août, ayant un peu d'amélioration dans son état général, B... demande à manger ; il est mis au régime mixte.

Le 8 août, devant les demandes réitérées de B..., on lui donne à manger.

Le 10 août, une nouvelle crise d'asystolie est survenue sous l'influence de la reprise du régime ordinaire (œdème des jambes très accusé, œdème pulmonaire, hypotension artérielle (14), arythmie cardiaque).

Le 11 août, on donne à B... 20 grammes d'eau-de-vie allemande et le régime lacté.

Le 12 août, l'état étant le même depuis hier, on donne au malade deux granules de 1 milligramme d'extrait de strophantus.

Le 15 août, une légère amélioration s'est produite sous l'influence de cette médication, l'œdème périphérique et viscéral s'est effacé, l'oppression au repos a disparu.

Le 26 août, B... présente encore de l'oppression pendant la marche et la position verticale, de l'arythmie et un léger œdème périphérique, des râles bulleux secs aux deux bases.

Le 28 août, B... a été pris dans la nuit de crises de suffocation; le matin on le trouve pâle, les lèvres, les oreilles et le nez cyanosés, les extrémités froides, l'œdème périphérique a encore augmenté, le pouls est imperceptible, les battements du cœur sont extrêmement irréguliers et faibles. Malgré l'administration du sulfate de spartéine (10 centigrammes par 24 heures) (car la digitale n'avait plus aucune action), les injections d'huile camphrée à 1/10 (3 par jour), B... succombe le 1ᵉʳ septembre.

Autopsie. — *Cavité thoracique.* — Le péricarde ne contient pas de liquide. Le cœur est extrêmement hypertrophié aux dépens du ventricule gauche.

Le ventricule droit est dilaté. Les oreillettes sont distendues par des caillots sanguins. A la surface du cœur serpentent les artères coronaires sinueuses indurées présentant par place des plaques blanchâtres mais non oblitérées. La paroi du ventricule gauche a une épaisseur de deux centimètres et demi, elle offre dans sa région moyenne. Disséminées des plaques fibreuses. Les piliers de la mitrale sont hypertrophiés, scléreux. La valvule mitrale a perdu sa souplesse mais ne présente pas de désordres anatomiques grossiers.

L'aorte est athéromateuse, dilatée. L'orifice des coronaires est libre.

Le ventricule droit a une épaisseur de 18 millimètres, il est induré, résiste au doigt, la valvule de Thébésius est insuffisante, la grande veine coronaire est très dilatée. Pas de thrombose cardiaque.

Les valvules sigmoïdes aortiques quoique indurées sont suffisantes. L'orifice pulmonaire est normal.

Les cavités pleurales renferment toutes les deux un liquide séreux non hémorragique, la plèvre droite contient un litre de liquide environ.

Les deux poumons sont emphysémateux au niveau de leur bord antérieur. Leurs bases sont congestionnées, indurées, violacées. Le tissu pulmonaire résiste au couteau et des surfaces de coupes s'écoule une sérosité rougeâtre très abondante. Il n'y a pas de noyaux d'apoplexie.

Les sommets pulmonaires spongieux sont œdématiés (sérosité transparente abondante).

Les bronches présentent une muqueuse congestionnée, mais ne contiennent pas de pus. Les ganglions du hile sont normaux.

Les nerfs pneumogastrique et grand sympathique sont libres dans tout leur trajet.

Il n'y a pas de péri-aortite.

Cavité abdominale. — Le foie est volumineux (1,930 grammes), sa surface est lisse, le parenchyme est légèrement scléreux ; à la coupe, on trouve tous les caractères du foie muscade. La vésicule biliaire distendue renferme une bile incolore. Pas de calculs.

La rate est grosse (220 grammes) sans trace de périsplénite. Elle est simplement congestionnée.

Le tube digestif ne présente rien d'anormal. Les reins sont diminués de volume, le droit pèse 120 grammes, le gauche 115 grammes. Leur capsule est diminuée de hauteur et renferme quelques kystes.

Les pyramidés sont normales, les artères rénales sont dilatées et présentent des plaques d'athérome.

L'aorte abdominale est athéromateuse.

Les voies d'excrétion de l'urine ne sont pas altérées ; la prostate seule est hypertrophiée. Tous les autres organes de l'abdomen : pancréas, capsules surrénales ne sont pas altérés.

Cavité crânienne. — Les artères de la base du cerveau sont sinueuses, dilatées légèrement, athéromateuses. La masse encéphalo-médullaire n'offre ni foyer de ramollissement ni d'hémorragie.

La surface externe du cadavre offrait une infiltration œdémateuse des membres inférieurs, des taches purpuriques et quelques ecchymoses. La disparition totale des masses musculaires de la moitié supérieure du corps contrastait avec l'infiltration des membres inférieurs (cachexie artérielle).

Observation XLVII.

Artério-sclérose généralisée. — Rhumatisme chronique. — Néphrite atrophique. — Hypertrophie du ventricule gauche, insuffisance cardio-rénale. — Anasarque. — Œdème et congestion pulmonaires. — Mort.

Le nommé Dur..., âgé de 65 ans, né à Reims, journalier, entré le 15 décembre 1896, salle Jenner, lit n° 13.

Antécédents héréditaires. — Le père de D... est mort d'hémiplégie, sa mère asthmatique a succombé à une affection du cœur.

Antécédents personnels. — Pendant 15 à 20 ans, D... a bu environ 3 litres de vin par jour et présente des signes d'éthylisme.

Étant jeune, il a eu des migraines et des épistaxis, puis à l'âge de 30 ans il lui vint des hémorroïdes et des varices. De 40 à 55 ans il eut des poussées de rhumatisme chronique survenant tous les 18 mois à 2 ans. Enfin il fut à plusieurs reprises, de 1894 à 1896, soigné dans le service pour des crises d'urémie avec asystolie.

Pendant son dernier séjour à l'hôpital qui a duré trois mois, D... a eu à plusieurs reprises des attaques d'asystolie qui ont nécessité l'administration de la digitale. Durant le dernier mois l'œdème des jambes, l'hypertrophie du foie, l'abaissement de la tension artérielle, l'arythmie cardiaque et l'albuminurie ont persisté. Les poumons ont présenté des phénomènes de stase avec œdème.

Pendant les huit derniers jours il s'est produit un hydrothorax de la base droite.

D... a succombé dans un accès d'asystolie avec prédominance de phénomènes de congestion et d'œdème pulmonaire.

Autopsie. — *Cavité crânienne.* — La substance cérébrale est normale, les artères de la base présentent des plaques blanchâtres disséminées d'athérome. Pas de ramollissement, pas d'hémorragie en foyer.

Cavité thoracique. — Le péricarde renferme quelques cuillerées à soupe d'un liquide citrin parfaitement clair.

Le cœur énorme présente l'aspect du cor bovinum. La surface externe est surchargée de graisse. Le ventricule gauche est hypertrophié, le droit dilaté. Le ventricule gauche a une épaisseur de 3 centimètres et demi, les piliers sont hypertrophiés, on n'aperçoit pas de plaques scléreuses. Le ventricule droit et l'oreillette sont extrêmement dilatés, on peut mettre le poing dans l'oreillette droite. L'orifice tricuspide n'est beaucoup plus large que normalement (14 centimètres).

La valve droite de la valvule mitrale présente des plaques d'athérome disséminées sur sa surface, la gauche est d'apparence normale, l'orifice est sain.

Les valvules de l'aorte sont légèrement épaissies mais il n'y a pas d'insuffisance. L'aorte est extrêmement dilatée. L'orifice des coronaires est libre. La face interne de l'aorte ne présente que quelques stries blanchâtres (plaques de dégénérescence).

Poumon droit. — A la base, pleurésie sus-diaphragmatique enkystée. Cette pleurésie est limitée en bas par le cul-de-sac costo-diaphragmatique, en haut par la base pulmonaire. Le liquide qu'elle renferme est purulent (4 à 500 grammes). La coque pleurale est extrêmement épaisse et la face interne est tapissée de fausses membranes denses.

Le poumon présente, en allant du sommet à la base, des lésions qui vont sans cesse en croissant ; simplement congestionné et œdématié au sommet, il est splénisé à la partie moyenne, induré à sa partie profonde inférieure. Tandis que les parties supérieures plongées dans l'eau surnagent, les parties inférieures vont au fond et les parties moyennes restent entre deux eaux. Le sommet et le bord antérieurs crépitent tandis que tout le reste du poumon n'est pas aéré.

Poumon gauche. — Le poumon est simplement congestionné et partiellement œdématié. A la base il laisse écouler un
liquide spumeux grisâtre extrêmement abondant ; il n'existe pas
de foyers d'apoplexie, pas de foyers diffus ; la base seule présente
un léger degré de splénisation.

Au sommet pas de tubercules. La plèvre est normale.

Cavité abdominale. — Les deux reins sont hypertrophiés,
le droit pèse 180 grammes le gauche 190 grammes. La capsule est
adhérente par places, et, à son ablation, on enlève des débris de
parenchyme.

La surface du rein est granuleuse, pas de kyste, le rein droit
présente un infarctus très ancien cicatrisé.

La partie corticale est granuleuse, blanchâtre, indurée, très
atrophiée, les pyramides par contre ont leur aspect et leurs stries
normaux.

Rate. — La rate présente des plaques de périsplénite.

Le *Foie* est volumineux, congestionné, et présente à la coupe
le type du foie muscade, c'est-à-dire congestion de la partie centrale des lobules, décoloration de la périphérie. La vésicule biliaire contient une bile fluide colorée en jaune.

Pancréas. Capsules surrénales. Voies urinaires. Testicules.
Normaux.

Le cadavre présente en outre une légère enflure des extrémités inférieures.

L'autopsie montre qu'on s'est trouvé en face d'une artério-
sclérose généralisée avec néphrite scléreuse et hypertrophie cardiaque.

Les lésions trouvées dans les autres organes, poumon et foie,
relèvent de l'asystolie terminale.

Observation XLVIII.

Myocardite chronique. — Œdème pulmonaire. — Hydro-
thorax gauche.

Le nommé Clip... Louis, âgé de 67 ans, né à Louches (Pas-de-Calais), garçon de magasin, entré le 2 juin 1897, salle Jenner, lit n° 2.

Antécédents héréditaires. — Le père de C... est mort à 80 ans et sa mère à 79 ans d'affections inconnues de lui. Ils ont toujours été bien portants.

Antécédents personnels. — Étant jeune, C... eut des épistaxis et des migraines, et à 30 ans la petite vérole. Il a depuis toujours été en excellente santé jusqu'à il y a 13 mois. On ne relève aucun autre trouble morbide qu'une polyurie nocturne qui remonterait à 5 ou 6 ans. Depuis un an environ C... est oppressé en montant les escaliers ou même en travaillant; il est pris fréquemment de toux avec sensation de picotements au niveau de la trachée. Il y a un mois survint de l'œdème aux jambes qui, d'abord passager, devint permanent, monta à la racine des cuisses, envahit les bourses et la partie inférieure de l'abdomen. En même temps sa dyspnée ayant augmenté, C... entre à l'hôpital.

C... est un individu de haute taille, au crâne dénudé, aux temporales saillantes, avec état violacé du nez et des pommettes. On constate un œdème mou des membres inférieurs, une énorme distension du scrotum et une enflure de tout le membre supérieur droit. Au niveau du cou on remarque une dilatation prononcée des jugulaires et de l'ondulation des artères. Le pouls est régulier, mais petit. La tension artérielle est de 14,5. L'examen des organes donne au niveau du cœur un bruit de galop gauche, on n'entend pas de souffle mitral; au niveau de l'orifice aortique on perçoit un léger souffle systolique. On ne trouve pas de dilatation de l'aorte.

Dans les poumons à droite et en arrière on perçoit des râles de congestion et d'œdème, c'est-à-dire des râles fins, sous-crépitants, gros, remplaçant le murmure vésiculaire à l'inspiration. Ces râles occupent les 2/3 inférieurs des poumons.

A gauche et en bas on constate l'absence des vibrations thoraciques, qui sont normales à droite, de la résistance au doigt, à la percussion et de la matité. La respiration est remplacée par un souffle voilé, lointain, expiratoire. On constate de l'égophonie et de la pectoriloquie aphone. L'espace de Traube est normal. Le foie est gros, sa surface irrégulière, il déborde de quatre travers de doigt les fausses côtes et est douloureux spontanément et à la percussion.

Les urines sont rares, hautes en couleur et ne contiennent ni bile, ni pigment biliaire, ni albumine.

Le diagnostic porté est artério-sclérose généralisée, myocardite chronique, insuffisance cardiaque avec anasarque et hydrothorax gauche.

Le 3, on met le malade au régime lacté absolu et on lui donne 1 gramme de caféine.

Le 4, l'épanchement gauche a augmenté, l'espace de Traube n'est plus aussi sonore dans sa portion supérieure, les battements du cœur sont sourds et quoique l'urine ait augmenté de quantité l'œdème reste stationnaire.

Le 5 le malade prend 8 pilules diurétiques (scille, digitale, scammonée ââ 5 centigrammes).

L'urine rendue atteint 2 litres 1/2 le 6; malgré cette augmentation dans la polyurie l'hydrothorax fait des progrès et la dyspnée ne s'est que très légèrement atténuée.

Le 8, devant l'accentuation de l'hydrothorax gauche on pratique une ponction et on retire 2 litres de liquide. Le malade se sent soulagé immédiatement. Le bruit de galop gauche devient très évident.

Le 9, on constate une atténuation de tous les phénomènes, l'œdème a diminué, les urines ont augmenté de quantité (2 litres 3/4). Le liquide qui reste dans la plèvre gauche donne naissance à tous les signes d'un épanchement pleurétique, mais l'espace de Traube est sonore. Devant la région cardiaque on perçoit à l'inspiration et à l'expiration de gros frottements pleuraux.

Le 16, persistance de l'épanchement pleural gauche ; bruit de galop cardiaque, œdème des jambes très léger, en résumé amélioration. Le malade mange depuis hier (régime mixte).

Le 28 juin, la dyspnée est devenue plus considérable et cette aggravation semble liée à l'augmentation de l'épanchement pleural gauche. Le souffle, l'égophonie ont en effet disparu, tandis que la matité remonte actuellement au-dessus de l'angle inférieur de l'omoplate. L'espace de Traube est mat, le cœur est légèrement déplacé à droite. En présence de ces phénomènes on pratique une nouvelle thoracentèse et on retire 2 litres de liquide. On a dû cesser l'extraction du liquide parce que le malade a été pris de quintes de toux et de tiraillements dans la région épigastrique.

Dans la soirée et dans toute la journée du lendemain le malade a eu une expectoration muqueuse extrêmement abondante non sanglante.

Le mucus expectoré ne renferme que peu d'albumine, tandis que le liquide extrait de la plèvre donne un coagulum consistant avec l'acide nitrique.

L'auscultation pratiquée 18 heures après la ponction fait entendre des râles sous-crépitants dans toute l'étendue du poumon, c'est-à-dire dans toute la région antérieure et les 2/3 postérieurs supérieurs ; râles sous-crépitants d'œdème pulmonaire. A la base et en arrière, les signes d'un épanchement sont des plus nets : matité, égophonie, pectoriloquie aphone, souffle lointain voilé, (œdème pulmonaire consécutif à la thoracentèse). La quantité qui reste dans la cavité pleurale peut être évaluée au moins à un litre. L'espace de Traube est redevenu sonore dans ses 2/3 supérieurs.

Le 5 juillet, l'épanchement pleural est redevenu ce qu'il était avant la deuxième thoracentèse. Il atteint la pointe de l'omoplate, on constate l'absence de vibrations vocales, de la matité, de l'égophonie et de la pectoriloquie aphone et un souffle voilé lointain expiratoire. Le cœur n'est que peu déplacé. L'espace de Traube est mat.

Au cœur on perçoit le bruit de galop gauche, on n'entend aucun souffle. On pratique une troisième thoracentèse (1 litre 3/4 de liquide séreux).

Le 8 juillet, l'œdème des jambes a complètement disparu. C... urine 3 litres 1/2.

Le 13 juillet, le liquide restant dans la plèvre gauche s'est presque complètement résorbé, on entend le murmure vésiculaire jusque dans la partie inférieure du poumon. Les urines restent toujours entre 3 et 4 litres. L'état général est relativement bon.

Le 16, l'état général n'a pas changé : le cœur est parfaitement suffisant. La tension artérielle est de 18. Le liquide pleural gauche a de nouveau reparu (tous les signes normaux d'un épanchement séro-fibrineux).

Le 21, même état.

Le 23, on retire 1 litre 1/2 de la plèvre gauche.

Le 30, le malade demande à sortir. On constate la persistance d'un léger épanchement pleural gauche, le bruit de galop cardiaque et la polyurie nocturne et diurne (2 litres).

Le malade ne sort donc qu'amélioré.

OBSERVATION XLIX.

Néphrite saturnine. — Hypertrophie du ventricule gauche avec bruit de galop. — Insuffisance urinaire. — Œdèmes périphérique et viscéral.

Le nommé Mar..., Désiré, âgé de 58 ans, né à Rennes, serrurier, entré le 20 février 1897, salle Jenner, lit n° 39.

Antécédents héréditaires. — M..., né de père inconnu, nous apprend que sa mère est morte de vieillesse.

Antécédents personnels. — Lui-même n'a jamais été malade

si ce n'est qu'il a eu à 20 ans un chancre mou. Il n'a jamais fait d'excès de boisson.

A. T. — M... a travaillé pendant 4 ans à faire des soudures ou des joints en plomb. Il prétend que les ouvriers qui travaillaient avec lui étaient fréquemment atteints de paralysies et de coliques.

H. M. — Il y a 2 mois environ, M... s'aperçut qu'il était facilement essoufflé en montant les escaliers et qu'il respirait avec difficulté lorsqu'il portait des fardeaux, ou même en marchant. Ces phénomènes s'accusèrent de plus en plus et la dyspnée devint permanente, plus forte la nuit que le jour. Huit jours avant son entrée à l'hôpital, à la dyspnée s'ajoutèrent des douleurs dans la région de l'estomac et de l'hypocondre droit, de l'œdème des extrémités inférieures. Puis M..., qui avait depuis de longues années de la polyurie nocturne, vit cette polyurie diminuer énormément depuis cette époque. Il se décida alors à entrer à l'hôpital. On constate alors une dyspnée très intense, allant pendant la nuit jusqu'à l'orthopnée. M... a des insomnies complètes. On trouve de l'œdème des extrémités inférieures très prononcé, permettant facilement la formation du godet. Les bourses sont également œdématiées.

Les urines contiennent un nuage d'albumine.

A l'auscultation, les deux poumons présentent dans toute leur étendue, mais plus accusés à la base qu'au sommet, des râles fins qui éclatent sous l'oreille à l'inspiration.

Au niveau de la base droite, dans le tiers inférieur du thorax, on constate de la matité, de la diminution des vibrations vocales du silence respiratoire. Le cœur bat fréquemment (120) et irrégulièrement tous les 20 à 30 battements. Dans la région de la pointe et dans la région médio-ventriculaire, on perçoit un dédoublement du 1er temps (bruit de galop).

Les temporales sont sinueuses. La radiale est indurée, le pouls irrégulier, la tension artérielle de 15. Le foie est gros; non douloureux et déborde de trois travers de doigt, les fausses côtes. On porte le diagnostic de néphrite chronique atrophique d'origine saturnine (?) avec hypertrophie du ventricule gauche, insuffisance cardiaque, œdème et congestion pulmonaires, hydrothorax droit, œdème des extrémités inférieures (anasarque). Sous l'influence du traitement composé de ventouses sèches, inhalations d'oxygène, d'eau-de-vie allemande, on constate le lendemain une amélioration. Les râles sont moins nombreux dans la poitrine. La tension artérielle est toujours à 15.

Le 23. — On ajoute au traitement· 6 pilules diurétiques (scille, digitale, scammonée), le lendemain on constate encore une diminution plus complète des râles. La tension artérielle est à 17. La dyspnée est disparue, le sommeil est revenu. Pendant 3 jours on continue ce traitement.

Le 26. — On n'entend plus que quelques râles à la base du poumon gauche. A la base droite l'épanchement est disparu. La matité hépatique est diminuée et les œdèmes n'existent plus. L'arythmie cardiaque et le bruit de galop seuls persistent.

Le 5 mars. — Le malade sort amélioré, rendant 2 litres à 2 litres 1/2 d'urine par 24 heures; celle-ci contenant toujours des traces d'albumine. Les phénomènes pulmonaires si intenses lors de l'entrée du malade ont complètement disparu. Au cœur le bruit de galop existe toujours; l'arythmie ne survient plus que tous les 80 à 90 battements.

Observation L.

Artério-sclérose. — Néphrite atrophique. — Œdème pulmonaire. — Urémie.

Le nommé Mén..., Charles, âgé de 49 ans, né à Paris, employé de bureau, entré le 3 mars 1897, salle Jenner, lit n° 37.

Antécédents héréditaires. — Aucun renseignement ne peut nous être donné par M... sur ses parents qu'il n'a pas revus depuis l'âge de 15 ans.

Antécédents personnels. — M..., à 15 ans a eu des épistaxis, à 20 ans des migraines et une fièvre typhoïde, à 3o ans des hémorroïdes et en 1889, c'est-à-dire à 41 ans, une attaque d'influenza. Il n'a jamais eu de syphilis, n'a jamais été exposé dans l'exercice de sa profession à l'absorption de produits toxiques et n'a pas fait d'excès d'alcool.

M..., qui était employé à la Compagnie d'Orléans dans les bureaux, alla à la visite du médecin de la Compagnie, au mois d'avril 1896, se plaignant de douleurs lombaires et de palpitations de cœur. On trouva à cette époque de l'albumine dans ses urines.

Quelques mois après, M... remarqua qu'il était obligé de se lever toutes les nuits pour uriner et qu'il n'urinait que très peu chaque fois (pollakiurie).

Cette pollakiurie alla en augmentant jusqu'au mois d'octobre dernier où il se levait environ dix fois par nuit, et à la même époque, il eut de la céphalalgie. Vers la fin d'octobre, à ce mal de tête s'ajouta de la dyspnée qui variait d'intensité suivant les conditions chimiques de l'urine, mais qui persista toujours depuis. A partir de cette fin d'octobre l'aggravation continua. Vers la fin de décembre, de l'œdème apparaît aux jambes (existant encore à l'entrée) et M... sent ses forces décroître.

Ces phénomènes ne s'amendant pas et M... voyant sa vue s'affaiblir de plus en plus, se décide à entrer à l'hôpital.

A son entrée deux symptômes principaux attirent l'attention, la dyspnée et le délire.

Le délire est diurne et nocturne; le premier consiste en des troubles d'idéation, il dit des phrases divagantes après des phrases sensées. Le nocturne est beaucoup plus violent, il est accompagné d'agitation et d'envie de sortir du lit.

M... n'a pas de fièvre.

Étant donné la dyspnée, on est amené à examiner le cœur et les poumons.

Le cœur est extrêmement hypertrophié, la pointe bat dans le septième espace intercostal sur la ligne du mamelon.

A l'auscultation, on entend au niveau de la pointe et dans la région médio-ventriculaire un bruit de galop diastolique. On n'entend pas de souffle au niveau de la valvule mitrale. Le deuxième ton aortique est exagéré (bruit clangoreux). La sous-clavière est légèrement surélevée. On ne sent pas l'aorte derrière la fourchette du sternum. Il ne se produit pas de rétraction systolique des espaces intercostaux et l'on ne constate rien qui puisse faire penser à l'existence d'une symphyse péricardique.

A la base des poumons on entend :

1° Des râles très fins sous-crépitants ne donnant pas un sentiment de sécheresse et ayant nettement le caractère de râles d'œdème pulmonaire.

2° Dans une hauteur de 5 à 6 travers de doigts, un souffle doux principalement expiratoire et lorsque l'on fait causer le malade, on entend un retentissement aigu de la voix, ce qui dénote une petite quantité de liquide dont la présence est confirmée d'ailleurs par la percussion qui fait entendre de la submatité.

L'absence de fièvre et de phénomènes applicables à un état aigu quelconque font admettre un hydrothorax.

Les artères radiales sont sinueuses, dures et rétrécies ainsi que les temporales.

L'état de ces organes ne suffisant pas pour expliquer la dyspnée et surtout le délire, nous examinons l'appareil qui doit être intéressé, c'est-à-dire l'appareil urinaire.

L'urine est rare, un peu trouble et contient une grande quantité d'albumine. L'analyse par 24 heures permet de se faire une idée du degré de l'intoxication urinaire. M... rend en effet 10 grammes d'urée, 0^{gr},90 d'acide phosphorique, 2^{gr},40 de chlorures.

Ainsi que nous l'avons dit plus haut, les jambes sont œdématiées, ainsi que les cuisses, mais les parties génitales sont intactes. Cet œdème est léger et permet à peine la formation de godets.

On donne à M... de l'eau-de-vie allemande, on lui fait respirer de l'oxygène et on le met au régime lacté.

L'état général qui n'avait pas changé le lendemain semble être légèrement amélioré le surlendemain. La dyspnée, en effet, a diminué, mais l'œdème pulmonaire et les phénomènes de délire sont les mêmes.

Les 9, 10 et 11, on fait au malade des injections de 250, 300 et 350 centimètres cubes de sérum de Hayem, sous la peau au niveau des fesses.

Le 12, l'état général est meilleur, le délire a complètement disparu, les urines ont augmenté de quantité. La sécheresse de la langue et l'état de faiblesse conservent leur même intensité.

A partir du 13, l'état de faiblesse et de torpeur augmente, M..., qui a subi un amaigrissement colossal depuis son entrée (13 livres en 5 jours), ne peut plus prendre qu'un peu de lait à de rares intervalles et succombe le 15 au matin.

Autopsie. — Après l'ouverture de la cavité encéphalique nous voyons que les méninges ne sont pas adhérentes et qu'elles ne sont pas épaissies. La pie-mère n'est pas œdématiée.

Les artères de la base présentent disséminées sur leurs parcours, des petites taches blanchâtres (plaques d'athérome). Leur calibre est augmenté, elles ne s'affaissent pas sous l'influence de la pesanteur. La masse encéphalique n'est le siège d'aucun ramollissement ni d'hémorragie cérébrale. Dans la cavité thoracique, les deux plèvres renferment 150 à 200 grammes d'un liquide citrin non inflammatoire. On ne trouve pas de fausses membranes et les feuillets pleuraux ne sont pas épaissis.

Les deux poumons sont gorgés de liquide mais non hépatisés ; des surfaces de coupe s'écoule un liquide sanguinolent, spumeux extrêmement abondant. Aux bases le parenchyme crépite à peine, tandis qu'il a conservé au sommet ses caractères normaux.

Il n'existe pas de foyers d'apoplexie ni de bronchite purulente. Les ganglions du médiastin ne sont pas hypertrophiés. Le poumon gauche est refoulé par le cœur. Aussitôt l'incision du péricarde normal qui renferme un liquide analogue au liquide pleural, on aperçoit le cœur qui a l'aspect et la forme du *cor bovinum*. Détaché des gros vaisseaux et vide de caillots sanguins, il pèse 960 grammes. La paroi du ventricule gauche mesure 5 centimètres d'épaisseur. Les piliers de la mitrale ont plus que triplé de volume. L'hypertrophie ne porte que sur le ventricule gauche. Le muscle cardiaque est rouge et n'offre aucune plaque fibreuse. les appareils valvulaires (mitrale, tricuspide, artères pulmonaires) sont normaux, les valvules sigmoïdes aortiques sont seules épaissies et indurées. Les orifices des artères coronaires sont béants. Le tronc de ces artères offre disséminées quelques plaques jaunâtres sur leur surface, mais leur lumière est parfaitement libre dans toute leur étendue. Le ventricule droit est légèrement épaissi, mais les modifications qu'il a subies ne sont rien auprès de celles du ventricule gauche. L'aorte peu dilatée présente disséminées dans tout son parcours, comme d'ailleurs les artères iliaques et fémorales, des plaques athéromateuses.

Cavité abdominale. — Les deux reins sont enfouis dans une atmosphère cellulo-graisseuse épaisse, ils sont tous les deux atrophiés, le droit plus que le gauche; le premier pèse 85 grammes, le deuxième 105. La capsule se détache difficilement et entraîne des débris de substance. La surface du rein apparaît très granuleuse et les granulations miliaires sont sensiblement égales. La couleur du rein est rouge grisâtre. A la coupe, on constate une atrophie qui porte presque exclusivement sur la substance corticale qui n'est plus représentée que par une bande de tissu de quelques millimètres d'épaisseur. Cette substance est décolorée, blanchâtre, et sur ce fond tranchent les glomérules et quelques kystes remplis de liquide muqueux. Les artères de la voûte sus-pyramidale sont épaissies, béantes. La substance pyramidale est violacée normale. Les calices et les bassinets n'offrent aucune dilatation. Le reste de l'appareil urinaire est normal.

Le foie est gros, il pèse 1,765 grammes, il est congestionné et offre à la coupe l'apparence du foie muscade.

La rate est volumineuse (220 grammes), molle, diffluente sans périsplénite.

Le pancréas, les capsules surrénales, le tube digestif et les organes génitaux n'offrent aucune altération.

Observation LI.

Emphysème pulmonaire. — Aortite chronique. — Double souffle à l'orifice aortique. — Insuffisance cardiaque. — Stase pulmonaire, hépatique et rénale.

Le nommé Col..., Alphonse, âgé de 57 ans, né à Paris, profession de chef d'équipe Cie P.-L.-M. Entré le 17 janvier 1897, salle Jenner, lit n° 22.

Antécédents héréditaires. — Le père de C... est mort de traumatisme, sa mère d'une affection qui lui est inconnue, à 60 ans.

Antécédents personnels. — C... n'a jamais été malade, il n'a jamais eu de saignements de nez, ni de migraine, il ne présente que des antécédents éthyliques (vin, 3 à 4 litres) et a des cauchemars, des pituites et du tremblement des mains. On ne constate pas de troubles de la sensibilité.

Il y a 6 mois environ le malade eut de l'oppression et des palpitations. Un interrogatoire minutieux, car les désordres anatomiques ne correspondent nullement à ses dires, ne permet pas plus de précision dans la date du début des accidents.

Il y a 12 jours, sur cette dyspnée chronique qui n'avait jamais nécessité d'arrêt de travail, viennent se greffer des accidents aigus. C... est pris un matin (8 janvier) d'une dyspnée extrême qui l'oblige à cesser tout travail ; en même temps les palpitations du cœur augmentent : il éprouve des vertiges, de la gêne rétrosternale, constate sur ses jambes et ses pieds un léger œdème et n'urine presque plus. A ce moment il a une expectoration extrêmement abondante, qui est muqueuse et mousseuse, mais non purulente ni sanglante.

Ne voyant aucune amélioration se produire, C... entre à l'hôpital le 17 janvier.

On constate alors :

1° De l'inégalité pupillaire, la pupille gauche est plus grande que la droite ;

2° De la dilatation de l'aorte, qui déborde la fourchette de un travers de doigt et demi ;

3° Du soulèvement de la sous-clavière droite ;

4° Un pouls petit, concentré, qui s'efface avec la plus grande facilité ;

5° Une dilatation légère des veines jugulaires sans pouls veineux ;

6° Un double souffle ;

7° Enfin les radiales et les temporales indurées.

On constate de la diminution de la matité de la région cardiaque. Il est impossible de percevoir les battements de la pointe.

A l'auscultation on ne trouve aucun souffle ni foyer mitral, mais on entend un double souffle très intense à l'orifice aortique, le souffle diastolique étant plus intense que le systolique.

Dans la région dorsale les deux souffles se perçoivent, mais dans la région lombaire ils diminuent et disparaissent. On ne constate pas d'arythmie ni de bruit de galop.

C... n'a jamais eu de signe d'angor pectoris.

Le foie ne déborde pas, mais est appréciable.

Les extrémités inférieures sont légèrement œdématiées, on peut former des godets.

Les urines sont rares, concentrées, briquetées, albumineuses.

Les poumons font percevoir à l'auscultation une diminution du murmure respiratoire dans toute leur étendue ainsi que de l'expiration prolongée.

Dans les 2/3 inférieurs du poumon on perçoit des râles fins, sous-crépitants, gros, éclatant par bouffées sous l'oreille. On n'entend pas de souffle.

La percussion donne une submatité légère, en faisant compter le malade à haute voix on constate que les vibrations thoraciques sont normales. Au niveau des sommets l'expiration prolongée s'accompagne de râles sonores.

L'aire cardiaque est recouverte par le poumon ainsi altéré et ne permet que très difficilement la perception des bruits morbides.

C... a de la dyspnée très forte, presque de l'orthopnée, de l'insomnie.

Traitement. — Sous l'influence du régime lacté, de l'eau-de-vie allemande, de ventouses et du repos, les phénomènes se sont atténués au bout de 2 à 3 jours, les râles ont diminué et ne sont plus perçus qu'aux bases, l'expectoration devient moindre, la dyspnée également.

Le 23 janvier, les râles fins ont presque disparu, il ne reste plus que l'emphysème, tandis que les râles dus à une affection passagère (œdème) ont disparu.

Le malade sort amélioré le 29 janvier et est envoyé à Vincennes.

Observation LII.

Myocardite chronique. — Asystolie. — Œdème du poumon.

Le nommé Dess..., Charles, âgé de 62 ans, né à Paris, menuisier, entré le 16 juin 1897, salle Jenner, lit n° 52.

Antécédents héréditaires. — Le père de D... est mort d'une affection du cœur à 43 ans, sa mère d'hémorragie cérébrale à 59 ans.

Antécédents personnels. — D... n'a jamais été malade durant son enfance. Sa première affection est une poussée de rhumatisme articulaire aigu à 24 ans. Il eut en outre une fièvre éphémère à 34 ans.

Depuis 20 ans, il fait des excès d'alcool, il prend environ 2 litres de vin par jour et 4 absinthes. Depuis l'âge de 34 ans, D... était en excellente santé, lorsqu'il y a trois mois environ, il remarqua que le travail lui devenait plus pénible, qu'il avait de la dyspnée au moindre effort; parfois, la nuit, il était réveillé par de l'oppression et pendant quelques minutes il était obligé de s'asseoir sur son lit.

Depuis un mois, les phénomènes d'oppression se sont accentués et tout travail un peu continu lui est interdit. Il y a 15 jours, il remarqua que ses jambes étaient légèrement œdématiées et il ressentait une douleur dans l'hypocondre droit. La dyspnée devint telle il y a quatre jours que D... se décida à entrer à l'hôpital.

D... est un individu extrêmement bien musclé, très robuste, au teint coloré, ses lèvres sont légèrement cyanosées, la parole est entrecoupée et difficile. Il existe un œdème des membres inférieurs qui remonte jusqu'au-dessus des genoux ; le pouls est petit, à peine perceptible, irrégulier. Les veines jugulaires sont distendues, on ne constate pas de pouls veineux.

L'inspection de la région cardiaque ne révèle aucun phénomène anormal, il n'y a pas d'ondulation épigastrique, pas de dépression systolique pluricostale.

A la palpation, on ne perçoit pas de frémissement cataire.

L'auscultation met en évidence de la tachycardie (124), de l'arythmie, l'existence d'un bruit de galop diastolique médioventriculaire gauche et un souffle systolique à la pointe se propageant vers l'aisselle. Aux foyers tricuspidien, aortique et pulmonaire, aucun phénomène anormal n'est perçu, le deuxième ton pulmonaire seul est plus prononcé que normalement. On ne perçoit aucun dédoublement. L'aorte n'est pas dilatée, les artères périphériques et temporales sont à peine indurées.

Au niveau des deux bases du poumon et dans le tiers inférieur, on entend des râles sous-crépitants fins éclatant à l'inspiration, on perçoit de la diminution du murmure vésiculaire, il n'existe aucun souffle, la percussion dénote un peu de submatité, les vibrations vocales sont normales. Le reste du poumon est normal. Le foie est douloureux, déborde de trois travers de doigt le rebord des fausses côtes, il est lisse, régulier. La rate est légèrement hypertrophiée, le ventre est ballonné, l'appétit perdu. D... a de la constipation. Les urines sont rares (350 grammes), hautes en couleur et ne renferment ni albumine ni sucre.

On donne à D.·. une infusion de 60 centigrammes de feuilles de digitale, de l'eau-de-vie allemande et on le met au régime lacté.

Le 18, on constate une augmentation dans la quantité des urines (860 grammes). La dyspnée est un peu moins considérable. Il y a très peu de diminution dans la fréquence des battements du cœur. On lui redonne le même traitement que la veille.

Le 19, malgré l'administration de deux doses de digitale, d'eau-de-vie allemande et du régime lacté, D... n'est nullement amélioré. Les râles de congestion et d'œdème pulmonaires restent comme ils étaient à l'entrée du malade, salle Jenner; il y a cependant une augmentation légère de la tension artérielle et des urines. D..., malgré les conseils qui lui sont donnés, sort sur sa demande.

Observation LIII.

Obésité. — Artério-sclérose. — Myocardite. — Œdème et congestion pulmonaires.

Le nommé Chap...., Victor, âgé de 49 ans, né à Montrouge, serrurier, entré le 17 février 1897, salle Jenner, lit n° 11.

Antécédents héréditaires. — Le père de C... est mort à 63 ans d'une affection cardiaque, sa mère à 53 ans à la ménopause. C... a un frère mort à 7 ans, une sœur à 6 ans de la diphtérie et une sœur de 32 ans bien portante.

Antécédents personnels. — C... n'a jamais été malade si ce n'est il y a trois ans, époque à laquelle apparurent les premières atteintes du mal dont il souffre aujourd'hui. Il a fait depuis cinq ans, à la suite de chagrins de famille, des excès de boisson, il prend depuis cette époque 5 à 6 litres de vin par jour.

Depuis trois ans, C... remarqua qu'il s'essoufflait facilement, il ne pouvait travailler à son métier de serrurier sans être obligé de se reposer, la respiration lui manquant; lorsqu'il rentrait chez lui, habitant au cinquième étage, il ne pouvait plus monter son escalier tout d'une haleine. En se déchaussant le soir, il remarquait que ses souliers laissaient leur impression sur ses pieds et ses malléoles. Enfin, il n'avait pas beaucoup d'appétit et était obligé de se coucher après ses repas étant pris d'une somnolence invincible, puis il avait des palpitations de cœur.

Ces symptômes augmentant d'intensité il rentra à l'hôpital Cochin dans le service du Dr Dujardin-Beaumetz où il fut mis au régime lacté, il prit de la caféine et après un mois de séjour sortit amélioré.

Depuis cette époque C... éprouva encore ces mêmes phénomènes dont nous venons de parler, mais ayant une petite aisance, il put se reposer et ces phénomènes s'amendant après un séjour au lit, le malade reprit son métier et ainsi de suite sept ou huit fois depuis ces trois dernières années.

Il y a quinze jours, C... eut de nouveau de la dyspnée, des palpitations de cœur violentes et de l'œdème des membres inférieurs et de la verge.

S'étant mis au lit chez lui, il fut pris, il y a deux jours, d'une dyspnée violente accompagnée d'une expectoration abondante, albumineuse et spumeuse. C... se présenta aussitôt à l'hôpital et fut admis salle Jenner.

A l'inspection, C..., qui est obèse, a la figure congestionnée ; au cou, on remarque, à la jugulaire, du pouls veineux précédant la diastole artérielle. Ses membres inférieurs sont augmentés de volume et déformés. L'œdème a effacé les plis normaux et comblé les dépressions ; la peau est violacée, tendue, luisante, et l'on peut déterminer des godets.

Le scrotum et le prépuce sont infiltrés, la verge n'est pas cachée par l'œdème considérable des bourses, elle est d'un volume énorme et sa surface cutanée est tendue. La peau de l'abdomen est œdématiée dans la région sous-ombilicale. On ne trouve dans les urines ni albumine, ni sucre. Ces différents symptômes font penser à une affection du cœur.

A l'inspection de la région cardiaque nous voyons celle-ci légèrement bombée. Le pouls est petit, inégal et irrégulier.

La percussion montre une augmentation du volume du cœur peu considérable.

A l'auscultation on perçoit un souffle systolique, de l'exagération du deuxième ton aortique et de l'arythmie.

Les poumons donnent à la percussion une sonorité normale, sauf en arrière, aux deux bases où la sonorité est diminuée.

L'auscultation fait percevoir aux deux bases des râles crépitants et sous-crépitants.

L'expectoration est mousseuse, blanche, très abondante, avec quelques stries sanglantes. Le foie est gros et douloureux et déborde de trois travers de doigt le rebord des fausses côtes, il n'est pas le siège de battements, on ne trouve pas d'ascite.

C... n'a pas de fièvre.

On lui donne de l'eau-de-vie allemande, on le met au régime lacté et on lui fait garder le repos.

Dès le cinquième jour on constate de la diminution des œdèmes, les râles pulmonaires sont disparus ; il y a de l'amélioration.

Lors de la sortie du malade, après quatre semaines de séjour, les œdèmes périphériques et viscéraux ont disparu, le cœur ne présente plus que quelques irrégularités.

OUVRAGES CONSULTÉS

1753. P. Barrère. — Observations anatomiques tirées des ouvertures d'un grand nombre de cadavres. Perpignan, p. 109.

1787. Sénac. — Maladies du cœur.

1814 Corvisart. — Essai sur les maladies et les lésions organiques du cœur. 3ᵉ édition.

1819. Laennec. — Traité de l'auscultation médiate, t. I, p. 349 et suiv.

1829. Andral. — Précis d'anatomie pathologique.

1834. Andral. — *Clinique médicale*, t. III.

1834. Chomel. — *Leçons de clinique médicale*, t. I, p. 289.

1837. Andral. — Annotations de la 4ᵉ édition de l'auscultation médiate de Laënnec, t. I, p. 424.

1839. Fournet. — Recherches sur l'auscultation, t. I, p. 280.

1853. Barthez et Rilliet. — Traité clinique et pratique des maladies des enfants. 2ᵉ édition.

1854. Woilliez. — De la congestion pulmonaire considérée comme élément habituel des maladies aiguës. *Archives générales de médecine*, vol. I, 5ᵉ série, t. III, p. 385 et 566.

1855. Béhier et Hardy. — Traité élémentaire de pathologie interne.

1855. Devay. — Considérations sur l'étiologie de l'œdème des poumons. *Thèse*, Paris.

1855. Isambert et Robin. — Induration pulmonaire nommée carnification congestive. *Soc. de biologie.*

1855. Rokitansky. — *Lehrbuch der Path. anat.* Wien.

1856. Wilson. — Illustrations of the use of Blood-letting in a form of œdema of the lung and Pneumonia, in *Edimb. med. Journ.*

1858. Claude Bernard. — Cours de médecine, t. II, p. 352.

1860. Oppolzer. — Ueber Lungenödem, in *Allg. Wiener med. Zeit.*

1860. Withehead. — De l'œdème et de ses variétés. *Thèse,* Paris.

1862. Cruveilhier. — Traité d'anatomie pathologique, t. IV, p. 104.

1864. Faussillon. — De la thoracentèse dans les épanchements pleurétiques. *Thèse,* Paris.

1864. Grisolle. — Traité de la pneumonie.

1864. Monneret. — Traité élémentaire de pathologie interne.

1865. Grisolle. — Traité de pathologie interne, 9e édition, t. I, p. 809 et suiv.

1866. Legendre. — Œdème aigu du tissu cellulaire du poumon à la suite de la scarlatine in Recherches anatomo-pathologiques et chimiques sur quelques maladies de l'enfance (Paris).

1870. Bourgeois. — Congestion pulmonaire. *Thèse,* Paris.

1872. Deckherr. — Étude sur les complications pulmonaires de l'albuminurie. *Thèse,* Paris.

1872. Duguet. — De l'apoplexie pulmonaire. *Thèse d'agrégation.*

1872. Hérard. — Œdème pulmonaire après thoracentèse. *Académie de médecine,* 30 juillet.

1872. Marotte. — Complication de la thoracentèse. *Académie de médecine,* 28 mai.

1872. Marotte. — Discussion sur la thoracentèse. *Académie de médecine,* 30 juillet.

1872. De Niemeyer. — Traité de pathologie interne et de thérapeutique, 8e édition, t. I, p. 154. *Traduction française.*

1872. Rathery. — De la pathogénie de l'œdème. *Thèse d'agrégation*.

1872. Voilliez. — Traité clinique des maladies aiguës des voies respiratoires.

1873. Béhier. — Clinique du 13 juin 1873 à l'Hôtel-Dieu, recueillie par H. Liouville, chef de laboratoire, et Strauss, chef de clinique adjoint.

1873. Besnier. — Contribution à l'étude de l'expectoration albumineuse, survenant à la suite de la thoracentèse. *Thèse*, Paris.

1873. Dieulafoy. — Traité de l'aspiration des liquides morbides.

1873. Foucart. — De la mort après la thoracentèse. *Thèse*, Paris.

1873. Friedlander. — Untersuchungen über die Lungenentzündung. Berlin.

1873. Longet. — Physiologie, 3ᵉ édition, t. II, p. 507.

1873. Rindfleisch. — Traité d'histologie pratique, trad. de l'allemand par Gros. Paris, p. 409.

1873. Souin de la Savinière. — Contribution à l'étude de l'œdème aigu du poumon. *Thèse*, Paris.

1873. Terrillon. — De l'expectoration albumineuse après la thoracentèse. *Thèse*, Paris.

1874. Chossat. — Des conditions pathogéniques des œdèmes. *Thèse*, Paris.

1874. Hertz. — Anaemie, hyperaemie und œdem der Lungen, in *Handbuch der Spec. Patho und Therapie von Ziemssen*, Vᵉ Band, p. 259. Leipzig.

1875. Bartels. — Lungenödem ber Nierenkrankheiten, in *Hanbd. der Spec. Patho und Therapie von Ziemssen*, IXᵉ Band, 1ʳᵉ partie, p. 236, 304, 306, 385. Leipsig.

1875. Collin. — Congestion pulmonaire arthritique.

1875. Foucart. — Mort subite ou rapide après la thoracentèse. *Thèse*, Paris.

1875. Renaut. — Contribution à l'étude anatomique et clinique de l'érysipèle et des œdèmes lymphatiques. *Thèse*, Paris.

1875. Vulpian. — Leçons sur l'appareil vaso-moteur, t. II.

1876. Fraentzel. — Œdem d. Lunge nach Ablauf eines. pleur. Exsudats et b. Pleuritis, in *Hanbduch der Spec. Patho und Therapie von Ziemssen*, IVᵉ Band, p. 350 et 421, 2ᵉ Halfte.

1876. Lichtheim, Lud. — Die Störungen des Lungenkreislaufes und ihr Einsfluss auf den Blutdruck. *Aug. Hirschwald. Berlin.*

1876. Mercier. — De la congestion pulmonaire rapide, de l'œdème aigu du poumon avec ou sans expectoration albumineuse. *Thèse*, Paris.

1876. Schweninger. — Acutes Lungenödem Fettembolie, in *Aertzliches Intellig. Blatt.*

1877. Bernheim. — Des congestions pulmonaires dans le rhumatisme articulaire, in *Leçons de clinique médicale*, p. 494 et suiv.

1877. Conheim et Lichtkein. — Ueber hydrämie und hydrämisches Œdem, in *Arch. f. patho, anat. u. physio*, vol, LXIX, p. 106.

1877. Strumpell. — Primäres acutes Lungenödem mit rasch todtlichen Verlauf, in *Archiv. d. Heilkunde.*

1878. Guillermet. — Étude sur les complications de la fièvre typhoïde. *Thèse*, Paris.

1878. Lichtheim. — Bemerkungen zur Expérimental pathologie des Lungenödem. *Sitzungsberichte d. Akad. Winenschaften zu Wien, Abth Maiheft.*

1878. Welch. — Zur Pathologie des Lungenödems, in *Wirchow's Archiv*. Bd. 72.

1879. Bruzelius. — Fall af acut lungenödem. *Hygiea.*

1879. Huchard. — Angine de poitrine cardiaque et pulmonaire (paralysie consécutive du pneumo-gastrique), remarqués sur les synergies morbides du pneumo-gastrique, in *Union médicale (Société médico-légale*, 28 mai).

1879. Lasègue. — Des bronchites albuminuriques, in *Archives générales de médecine*, janvier, avril et juin.

1879. Lund. — Plüdselig Däd af akut Œdem och Hyperämi i Lungerne, in *Norsk Magaz. for Lägevid.*

1880. Fernet et d'Heilly. — Article : Pleurésie. in *Dict. de médecine et de chirurgie prat.*, vol. XXVIII, p. 200.

1880. Gauchet. — Article : Poumons (Œdème), in *Dict. de médecine et de chirurgie prat.*, vol. XXIX, p. 328.

1881. De la Harpe. — Œdème pulmonaire suraigu. Note présentée à la *Société de médecine Vaudoise* (séance du 7 avril) et *Revue méd. de la Suisse romande* (15 juin).

1881. Lalesque. — Études critiques et expérimentales sur la circulation pulmonaire. *Thèse*, Paris.

1882. Debove. — Recherches sur l'hystérie fruste et sur la congestion pulmonaire hystérique. *Société médicale des hôpitaux*, séance du 10 novembre.

1882. Cantilena Paolo. — Sulla patogenesi della morti improvise per edema pulmonare acuta e sulla cura piu utile dell' acusso, in *Lo Sperimentale Maggio*, p. 489.

1882. Peter. — *Clinique médicale*, 3ᵉ édition, t. II.

1882. Potain. — Œdème pulmonaire foudroyant au déclin d'une fièvre typhoïde, in *Semaine méd.*, 23 novembre.

1882. Juhel Renoy. — Étude sur la sclérose du myocarde. *Thèse*, Paris.

1882. Wiesener. — Tilfäld af akut Lungenödem, in *Tidskrift for praktisk Médicin*, n° 2.

1883. Boy-Tessier. — Du poumon cardiaque. *Thèse*, Lyon.

1883. Jaccoud. — Traité de pathologie interne, 7ᵉ édition, t. II, p. 428 et suiv.

1883. Jacquet. — Anévrysme du cœur. *Observation présentée à la Société anatomique*, séance du 1ᵉʳ juin.

1883. G. Sée. — Du diagnostic et du traitement des maladies du cœur. Leçons recueillies par Labadie-Lagrave, 2ᵉ édit.

1884. Cornil et Ranvier. — Manuel d'histologie pathologique, t. II, p. 88.

1884. Homolle. — Article : Fièvre typhoïde, in *Dict. de méd. et de chir. prat.*, vol. XXXVI, p. 693.

1884. Lasègue. — Études médicales, t. II, p. 513.

1884. Lebreton. — Contribution à l'étude des manifestations pulmonaires chez les rhumatisants et les arthritiques. *Thèse*, Paris.

1885. Von Basch. — De l'œdème pulmonaire toxique. *Société Império-Royale des médecins de Vienne*. Séance du 11 avril.

1885. Jaccoud. — Sur un cas de fièvre typhoïde ambulatoire, in *Leçons de clinique médicale* (1883-1884), p. 567.

1885. Queyrat. — Congestion pulmonaire, in *Revue de méd.*

1885. Salhi. — Zur Pathologie und Therapie des Lungenödems, in *Archiv. für experiment. Patho und Pharmak.*

1886. V. Jürgensen. — Lehrbuch der Spez. Patho und Therap., p. 515 et suiv. Leipzig.

1886. Renaut. — Circulation pulmonaire dans le rétrécissement mitral pur, in *Province médicale.*

1886. Rigal. — De l'affaiblissement du cœur et des vaisseaux. *Thèse*, Paris.

1886. Strümpell. — Lehrbuch der spec. Patho und Thérapie der inneren Krankheiten. Leipsig.

1887. Von Basch. — Die cardiale Dyspnae und die cardiale Asthma, in *Klinische Zeit. und Seitfragen*. Wien.

1887. Grossmann. — Das Muscarin Lungenödem, in *Zeitschrift für Klinische Medicin*, XIIe Band, p. 550. Berlin.

1887. Honnorat. — Processus histologique de l'œdème pulmonaire aigu d'origine cardiaque. *Thèse*, Lyon.

1888. Potain. — Pathogénie des affections des voies respiratoires, in *Gazette des hôpitaux.*

1888. Sahli. — Zur Pathologie des Lungenödems, in *Zeitschrift f. Klinische Medic.*, vol. XIII, p. 482.

1889. Bouchard. — Leçons sur les auto-intoxications.

1889. J. Tyrrell Eyde. — Ueber paroxysmales Lungenödem. *Diss. inaug. e.* Zurich.

1889. Fraentzel. — Traité des maladies du cœur. Berlin.

1889. Grossmann. — Experimentelle untersuchungen zur Lehre

vom acuten allgemeinen Lungenödem, in *Zeitschrift für Klinische Medicin*, XVI° Band, p. 161 et 270.

1889. LUNG. — Ueber die Entstehung der cardiale Dyspnae, in *Internat. Klinisch Rundschau*.

1890. BOUVERET. — Œdème brightique avec expectoration albumineuse, in *Revue de médecine*, mars.

1890. EICHHORST. — Traité de diagnostic médical, traduit et annoté par A.-B. MARFAN et F. WEISS, p. 191.

1890. HUCHARD. — Œdème aigu du poumon dans les affections de l'aorte. *Société médicale des hôpitaux*, séance du 18 avril.

1890. KOVACS. — Œdème pulmonaire après la thoracentèse. *Société Império-Royale des médecins de Vienne* (14 novembre).

1891. BOY-TESSIER. — Du poumon cardiaque. *Congrès méd. de Marseille*, séance du 21 septembre.

1891. CAVAZZANI. — Sull innervazione vaso-motrice dei pulmonare, in *Rif. Medic. et in Archiv. Ital. de Biol.*

1891. H. MULLER. — Ueber paroxysmales angio-neurostiches Lungenödem, in *Corresp. Blat. für Schweiz Aertze*, Jg. 21. Zurich.

1891. PARMENTIER. — Le foie cardiaque. *Thèse*, Paris.

1891. TOURNIER. — La dyspnée toxique dans les cardiopathies. *Revue de clinique et de thérap.*, 16 et 23 décembre.

1892. DIEULAFOY. — Discussion sur le traitement de la pleurésie *Académie de médecine*, séance du 12 avril.

1892. DUCELLIER. — Lésions pulmonaires d'origine cardiaque. *Thèse*, Paris.

1892. TOURNIER. — La dyspnée cardiaque. *Thèse*, Paris.

1892. TROISIER. — Accidents urémiques avec anurie. *Société médicales des hôpitaux*, 14 octobre.

1893. HUCHARD. — Traité clinique des maladies du cœur, 2° édit.

1893. MARFAN. — Congestions et œdèmes du poumon, in *Traité de médecine*. Charcot, Bouchard et Brissaud, t. IV.

1893. PARMENTIER. — Congestion et œdème du poumon, in *Manuel de médecine* Debove et Achard, t. I.

1893. G. Sée. — Étude sur le brightisme, petite urémie, petits accidents du Mal de Bright. *Académie de médecine,* séance du 6 juin.

1894. Barth. — Thérapeutique des maladies des organes respiratoires, chap. vii. *Bibliothèque de thérap. méd. et chirurg.,* Dujardin-Beaumetz et Terrillon.

1894. Boy-Tessier. — Le poumon cardiaque, in *Revue de méd.,* décembre.

1894. Laurent. — Étude sur l'évolution anatomique et clinique des anévrysmes de la pointe du cœur. *Thèse,* Paris.

1894. Rivalta. — Étiologie vraie de l'œdème du poumon dans la pneumonie croupale. *XI° Congrès international des Sciences médicales à Rome.*

1894. P.-J. Tessier. — Rapports du rétrécissement mitral pur avec la tuberculose, in *Clinique méd. de la Charité,* par le Dr Potain.

1894. Von Zeissl. — Œdème pulmonaire d'origine cardiaque. *Collège médical de Vienne,* séance du 22 janvier.

1895. Brouardel et Thoinot. — La fièvre typhoïde, p. 97.

1895. Brouardel et Thoinot. — La fièvre typhoïde, in *Traité de méd. et de thérap.,* Brouardel, Gilbert, Girode, t. I, p. 685.

1895. François Franck. — Nouvelles recherches sur l'action vasoconstrictive pulmonaire du grand sympathique, in *Arch. de physiologie normale et pathol.,* p. 744 et 816.

1895. Huchard. — L'œdème aigu du poumon et son traitement, in *Revue intern. de méd. et de chir. pratiques,* 25 novembre, et in *Journal des Praticiens,* 7 décembre

1895. Lévi, Léopold. — Congestion œdémateuse pulmonaire aiguë primitive, in *Arch. gén. de médecine,* octobre.

1895. Potain. — De l'œdème pulmonaire (Hôpital de la Charité, Clinique médicale), in *Semaine médicale,* du 28 août, p. 381.

1896. De Grandmaison. — Le poumon cardiaque, Revue générale, in *Gazette des hôp.,* 14 mars.

1896. François Franck. — Vaso-constriction pulmonaire réflexe. in *Arch. de physiologie normale et path.*, p. 178 et suiv.

1896. Lesage. — De la mort subite dans l'aortite ou ses complications. *Thèse*, Paris.

1896. Meunier. — Du rôle du système nerveux dans l'infection de l'appareil broncho-pulmonaire. *Thèse*, Paris.

1896. Peyrot. — Manuel de pathologie externe, t. III, 5ᵉ édit., p. 231.

1896. Pozzi. — Injection de sérum artificiel. *Académie de méd.*, séance du 30 juin.

1896. Vinay. — De l'œdème aigu du poumon dans les cardiopathies de la grossesse, in *Lyon médical*, 1ᵉʳ et 8 nov.

1897. Brouardel. — Anatomie pathologique de l'œdème congestif du poumon. *Académie de méd.*, séance du 11 mai.

1897. Debove. — L'œdème aigu du poumon. *Académie de méd.*, séance du 27 avril.

1897. Delamare et Decazals. — De l'emploi des solutions salines en injections massives, Revue générale, in *Gazette des hôp.*, 12 juin.

1897. Dieulafoy. — L'œdème aigu du poumon. *Académie de méd.*, séance du 27 avril.

1897. Dieulafoy. — Manuel de pathologie interne, 10ᵉ édition.

1897. Dieulafoy. — De l'œdème brightique suraigu du poumon, in *Bulletin médical*, 3 novembre.

1897. Fauquez. — Contribution à l'étude du rein cardiaque. *Thèse*, Paris.

1897. Marc Grégor. — Deux cas d'œdème du poumon chez les enfants guéris par le strophantus, in *The Lancett*, 3 avril.

1897. Huchard. — L'œdème aigu du poumon. *Académie de méd.*, séance du 27 avril.

1897. Landouzy. — Anatomie pathologique de l'œdème congestif du poumon. *Académie de méd.*, séance du 11 mai.

1897. Lejars. — Le lavage du sang. *Collection de monographies cliniques*, p. 4.

1897. Letulle. — Anatomie pathologique, p. 294, 373, etc..

1897. G. Lyon. — Traité élémentaire de clinique thérapeutique, 2ᵉ édition, p. 388.

1897. Morely. — De l'œdème aigu du poumon, Revue générale, in *Gazette des hôp.*, 2 octobre.

1897. Morel-Lavallée. — L'œdème pulmonaire et ses crises vaso-motrices dans le tabès, in *Journal des Praticiens*, 14 mai.

1897. Parisot et Spillmann. — Œdème pulmonaire et anévrysme du cœur, iu *Gazette hebdomadaire de méd. et de chir.*, 15 juillet.

1897. Renaut. — Anatomie pathologique de l'œdème congestif du poumon. *Académie de méd.*, séance du 11 mai..

1897. Renaut et Mollard. — Traitement de l'œdème pulmonaire, in *Traité de thérap. appliquée*, Robin, fasc. viii.

1897. Rommelaere. — Choléra nostras à spirilles de Finckler et à colibacilles. Mort subite par œdème pulmonaire aigu, in *La Clinique de Bruxelles*, 9 décembre.

1897. Tonnel. — Contribution à l'étude de l'œdème pulmonaire, in *Écho médical du Nord*, 27 juin et 4 juillet.

TABLE DES MATIÈRES

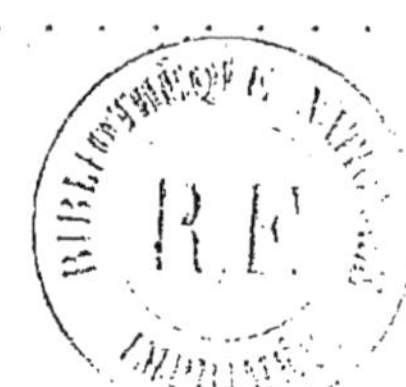

CHARTRES. — IMPRIMERIE DURAND, RUE FULBERT.